中医经典古籍集成（影印本）

宋·刘昉 编著　李剑　张晓红 选编

幼幼新书（五）

SPM
南方出版传媒
广东科技出版社
·广州·

U0275556

图书在版编目（CIP）数据

幼幼新书：全12册 /（宋）刘昉编著．—影印
本．—广州：广东科技出版社，2018.4
（中医经典古籍集成）
ISBN 978-7-5359-6890-6

Ⅰ．①幼…　Ⅱ．①刘…　Ⅲ．①中医儿科学—中
国—南宋　Ⅳ．①R272

中国版本图书馆CIP数据核字（2018）第045221号

幼幼新书（五）
YOUYOU XINSHU（WU）

责任编辑：马霄行　曾永琳
封面设计：林少娟
责任校对：黄慧怡　冯思婧
责任印制：彭海波
出版发行：广东科技出版社
　　　　　（广州市环市东路水荫路11号　邮政编码：510075）
http://www.gdstp.com.cn
E-mail：gdkjyxb@gdstp.com.cn（营销）
E-mail：gdkjzbb@gdstp.com.cn（编务室）
经　　销：广东新华发行集团股份有限公司
印　　刷：广州一龙印刷有限公司
　　　　　（广州市增城区荔新九路43号1幢自编101房　邮政编码：511340）
规　　格：889mm×1 194mm　1/32　印张15.75　字数370千
版　　次：2018年4月第1版
　　　　　2018年4月第1次印刷
定　　价：1288.00元（全套共十二册）

宋·刘昉 编著

幼幼新书

（第十五卷至第十七卷）

据中国中医科学院图书馆馆藏日本据宋墨书真本手抄本影印

幼幼新書

十五

一

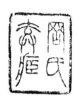

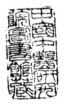

幼幼新書卷第十五 傷寒變動凡二十門

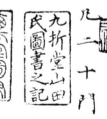

2073

伤寒自汗第一

巢氏病源 小儿伤寒汗出候，伤寒者，是寒气客於皮膚，搏於血氣，使腠理閉密，氣不宣泄，蘊積生熱，故頭痛體疼壯熱也，而汗出者，陽虛受邪，邪搏於氣，故發熱，陰氣又虛，邪又乘於陰，陰陽俱虛，不能制其津液，所以傷寒而汗出也。

活人書 論伤寒小兒大人治法一般，但小分剂藥性差涼耳，問自汗者何也，醫不和自汗，病人藏無他病時發熱自汗出而不愈者，衛氣不和也。先其時發汗則愈，屬桂枝也。太陽病發熱汗出者，此為榮弱衛強，故汗出欲救邪風者，宜桂枝湯。又云，病常自汗出者，此為榮氣和，榮氣和者，外不諧也，以衛氣不共榮氣諧故爾，以榮行脈中，衛行脈外，復發其汗，榮衛和則愈。傷風自汗，太陽病發熱汗出惡風衛和則愈為中風屬桂枝湯，又云，太陽病，項背強脈緩為中風屬桂枝湯，又云，太陽病，項背強几几汗出惡風桂枝加葛根湯主之，汗出而渴者五苓散，不渴者茯苓甘草湯，雖然仲

景云傷寒自汗用桂枝然桂枝湯難用須是
子細消息之假令傷風自汗若脈浮而弱設
當行桂枝服湯後無桂枝脈息証候而煩者
即不可再服也若傷寒自汗出而小便數者
尤不可與桂枝也仲景云太陽病自汗四肢
拘急難以屈伸若小便難者可桂枝湯內加
附子服之若小便數者慎不可與桂枝附子
湯宜眼芍藥甘草湯若悞行桂枝附子攻表
便咽乾煩躁厥逆嘔吐作甘草乾薑湯與之
以後其陽若厥愈足溫更作芍藥甘草湯與

之其脚即仲若胃氣不和讝語者與調胃承

氣湯微溏則止其讝語緣丐藥甘草湯主脉

浮自汗小便數者寸口脉浮為風犬為虛風

則生微热虛則兩脛拏小便數仍汗出如津

液少不可惧用桂枝宜服芍藥甘草補虛退

風热通治惧眠桂枝湯後病證仍存者也陽

明病自汗不恶寒丈恶热戢减然汗自出者

歊湯明也若陽明病汗出多而渴者不可與

豬苓湯以汗多胃中燥豬苓傻利其小便故

也故仲景云陽明病發热汗多者急下之陽

2078

明病其人汗多以津液外出胃中燥大便必
硬譫語者屬調胃承氣湯雖然陽明汗多急
下若小便自利者此為津液內竭雖爾不可
攻之須自大便導之宜用蜜煎導法陽明病
汗出而脈遲微惡寒者表未解也宜服桂枝
湯陽明法多汗若脈浮無汗而喘者發汗則
愈宜麻黃湯也亡陽自汗太陽病發汗多遂
漏不止其人惡風當溫其經宜桂枝加附子
湯傷寒尺寸脈俱緊而汗出者亡陽也此屬
少陰法當咽痛而腹吐利其人熱不去內拘

急、四肢疼、厥逆而恶寒者、四逆汤主之、汗多

不止者、可用温粉撲之、若汗多不止、必恶風

煩躁不得臥者、先服防風白术牡蠣湯、次服

小建中湯、所合用方、尽見本門、

活人書仲景桂枝湯、

桂枝　　　　芍藥各三　　甘草二
　　　　　　　　两　　　　　两

右剉如麻豆大、每服抄五錢七、水一盞半

入生姜五片枣子二枚、煎至一盞、去滓温

服、須臾歠熱稀粥一盞、以助藥力温覆令

一時許遍身漐漐、微以有汗者佳、其加减

2080

法，若桂枝湯自西北二方居人。四時之行，無不應驗江淮間惟冬及春可行之。自春末及夏至已前桂枝証可加黃芩一分謂之陽旦湯。夏至後有桂枝証可加知母半兩石膏一兩或加升麻一分。若病人素虛寒者正用古方不在加減也。戒曰桂枝最難用雖云表不解麻浮可發汗宜桂枝湯。須是病人常自汗出。小便不數手足溫。或手足指稍作微冷少頃却溫身雖微似煩而又增寒始可行之。若病人身無汗小

便數或手足冷不惡寒或飲酒家不喜甘

者慎不可行桂枝也，仍有桂枝證服湯已

無桂枝證者，尤不可再與

活人書仲景桂枝加葛根湯，

桂枝　　　　　甘草兩各　　葛根二兩

芍藥　　　　　黃麻兩半各一

右剉如麻豆大，每服抄五錢七，生薑四片，

棗子一箇，水一盞半，煎至八分，去滓服，覆

取微汗，

活人書仲景五苓散，

2082

猪苓去黑皮秤　白术　茯苓各去皮秤三分

泽泻一两　桂枝两不见火

右各事持捣筛为散拌匀每服抄三钱白

汤调下此药须各自事持秤见分两然后

令

活人书仲景茯苓甘草汤

茯苓　桂枝二两去皮各　甘草一两炙

右剉如麻豆大每服抄五钱匕水一盏半

生姜五片煮至八分去滓温服

活人书仲景桂枝加附子汤

桂枝 去皮　　芍藥 各乙兩半　　甘草 炙一兩

附子 用半兩 炮去皮

右剉如麻豆大，每服抄五錢匕，生薑四片，

棗子一箇，水一盞半，煮八分，去滓溫服。

活人書仲景芍藥甘草湯。

白芍藥　　甘草 各炙二兩

右剉如麻豆大，每服抄五錢匕，水一盞半，

煮至八分，去滓溫服。

活人書仲景甘草乾薑湯。

甘草 炙四兩　　乾薑 二兩

右剉如麻豆大，每服抄五錢七，水一盞半

煮至八分，分減服。

治人書仲景調胃承氣湯。

甘草 兩　　芒硝 一兩　　大黃 二兩 去皮

右剉如麻豆大，每服五錢七，水一大盞煎

至七分去滓服。

治人書仲景蜜煎導若土瓜根及大豬膽汁

亦可為導煎。

蜜 四兩

右一味內銅器中微火煎之，稍凝如飴狀。

撚之勿令焦、煮欲可丸、撚作挺、如指許長

二寸、當熱時急作、冷時硬、令頭銳、內穀道

中、以手急抱、欲大便時乃去之

活人書仲景麻黃湯

麻黃 一兩半　桂枝 一兩　　甘草 炙半兩

杏仁 去皮尖三十五箇

右剉如麻豆大、每服抄五錢匕、水盞半、煮

至八分、去滓、溫服、覆取微汗、不須歠粥。加

減法、傷寒熱病、藥性須涼、不可太溫。夏至

後麻黃湯、須加知母半兩、石膏一兩、黃芩

一分。蓋麻黃湯性熱，夏月服之，有發黃斑

出之失，唯冬及春，與病人素虛寒者，乃用

正方，在不加減。

活人書仲景四逆湯。

甘草 炙 二兩　　乾薑 一兩 半　　附子 生用 一箇 一

右㕮咀如麻豆大，每服四錢匕，水一盞半，煮

至七分，去滓，溫服，強人加附子半箇，加乾

薑一兩半。

活人書仲景溫粉法。

白术　　藁本　　芎

白芷 各等分

右擣羅為細末一兩入米粉三兩和之、粉

撲用身止汗、無藁本亦得、

活人書防風白术牡蠣湯、

防風 去芦頭者 牡蠣黃炒 白术 各等分

右擣羅為細末、每服二錢以酒調下米飲

亦得日二三服汗止、便服小建中湯、

活人書仲景小建中湯、

桂枝 去皮一兩半 芍藥兩三

膠飴 或嘔者、去膠飴、 甘草一兩 半升日有微溏

右剉如麻豆大，每服抄五錢匕，水一盞半，

生姜四片，大棗一箇煮，至八分去滓下膠

飴兩匙許，再煎化，溫服日三服，夜二服，尺

脉尚遲，再作一劑，加黃耆末一錢。

煎造飴膠法

糯米乙升淨洗 大麥糵兩 末六

右米一如炊飯甑上至氣溜取下傾入一

盞子入糵末一合并湯盞來許拌勻再上

甑至飯熟却入盆子內都以糵末拌勻入

子可　　　　　子可孚令熱

一甆罐子可容五升許盡月罐可孚令熱

2089

春秋夏溫，冬月用湯二升許，入罐子內，罐

子內飯上湯三指許，卽得，布幷紙三五重

蓋定，更以綿或絮包足，近火春秋夏卽溫

和至一宿見米浮在水面上，卽以布絞裂

取清汁銀石器內煎至面上有膜，卽以木

篦不住手攪至稀糊，以瓷器收，夏月置井

中，疑不酸。

傷寒頭汗出第二

論傷寒小兒大人治法一般，但小分

治人書

劑藥性差涼，再問頭汗出者何也，病人表實

裹虚元腑不開則陽氣上出汗者見於頭凡

頭汗出者五内乾枯胞中空虚津液少也慎

不可下下之者謂之重虚然頭汗出者有數

証傷寒五六日頭汗出微惡寒手足冷心下

滿口不欲食大便鞕脉細者此為陽微結必

有表復有裹也脉沉亦有裹也汗出為陽微

假令純陰結不得復有外證悉入在裹此為

半在裹半在外也脉雖沉緊不得為少陰病

所以然者陰不得有汗今頭汗出故知非少

陰也小柴胡湯主之傷寒五六日已汗不曾胁滿微

2091

結小便不利渴而不嘔但頭汗出往來寒热

心煩者此表未解，柴胡桂枝乾姜湯主之。病人但頭汗

出身無汗劑頸而還小便不利渴引水浆者

此為瘀热在裏身心發黄，五苓散 茵陳湯。陽明病下

之咽外有热手足温不結胷心中懊憹飢不

能食但頭汗出者，栀子豉湯主之。仲景云，伤寒心下緊滿無大热

頭汗出者，茯苓大热但頭汗出者，此名為水

結在骨脇，以汗頭出別水茯苓湯

結証用小半夏加茯苓湯

活人書仲景小柴胡湯

柴胡四兩　　黃芩

柴胡四兩　　黃芩一兩半，若腹中痛者去
黃芩加芍藥一兩半，若

2092

心下悸，小便不利者，去黄芩，加茯苓二两。

人参一两半，若不渴，外有微热者去人参，加桂枝一两半，温覆微汗愈。若咳嗽者，去人参并枣子，加五味子一两一分，乾姜一两。

枣子六枚，若胁下痞硬，去枣子，加牡蛎一两熬。

甘草半夏一两一分，汤洗。若胸中烦不呕者，去半夏人参，加苦蒌实半枚，用四分之一，若渴者，去半夏，更加人参三分，苦蒌根二两。

右剉如麻豆大，每服抄五钱匕，生姜四片，枣子一箇，水一盏半，煮至八分，去滓温服，日三服。

活人書仲景柴胡桂枝乾姜汤

柴胡二两　桂枝去皮　黄芩各两半　甘草炙

蘡薁根二两　乾姜　牡蛎熬各一两

右剉如麻豆大。每服抄五钱匕。水一盏半

煮至八分。去滓。温食顷再服。

活人书仲景五苓散方见伤寒自汗门七

活人书仲景茵陈蒿汤。

茵陈蒿嫩者一　大黄去皮半两

栀子枚半大者三

右剉如麻豆大。以水二大白盏先煮茵陈

減半盞，次內二味煮八分，去滓溫服，日三

服，小便當利，尿如皂莢汁狀，色正赤，一宿

腹減，黃從小便中去也。

活人書、仲景梔子豉湯。

肥梔子 十四枚 香豉 四合

右剉如麻豆大，每服五錢，水二盞，煎至八

分，去滓溫服，得快吐止後服。

活人書、赤茯苓湯。

人參 去蘆頭 半夏 遍去滑 芳藭

赤茯苓 陳橘皮 湯浸去白麩焙 各一兩

白术 半两 炮谷

右件药捣为粗末，每服四钱，以水一钟半，
生姜五片，煎至七分，去滓，不计时候温服。

活人书小半夏加茯苓汤。

白茯苓 三两去思软皮

半夏 洗七遍 五两，汤浸

右剉如麻豆大，每服半两，水三盏，煎至一
盏秤，生姜四钱取自然汁投药中，更煎一
两沸，热噉，不拘时候。

伤寒咳嗽第三 伤寒后咳嗽附

刘氏病源小儿伤寒咳嗽候，伤寒自寒气客

於皮膚搏於血氣使腠理閉塞氣不宣泄蘊

積生熱故頭痛體疼而壯熱其嗽者邪在肺

肺候身之皮毛而主氣傷寒邪氣先客皮膚

隨氣入肺故令嗽重者有膿血也。

劉氏病源小兒傷寒差後猶嗽者是邪氣猶

停在肺未盡也。寒之傷人先客皮毛皮毛肺

之候肺主氣寒搏於氣入五藏六腑故表裏

俱熱熱退之後肺尚未和邪猶未盡邪隨氣

入肺與肺氣相搏故傷寒後猶病嗽也。

治人書論傷寒小兒大人治法一般但小分

剂药性差凉耳，问咳嗽者何也，伤寒咳嗽有

两证，有太阴证咳嗽小者龙小柴胡也，有少

阴证咳嗽，真武汤四逆散猪苓汤也，大抵热

在上焦其人必饮水停心下则肺为之浮，肺

主於咳，水气乘之，故欬而微端，仲景云伤寒

表不解，心下有水，乾呕发热而欬，小青龙汤

主之，者小便不利小腹满往来寒热胃胁满痛

或欬者小柴胡汤主之，秦加五味子乾姜若

少阴证咳嗽四肢沉重疼痛小便不利自下

利而欬，真武汤主之，大抵伤寒水气皆因饮

水過多，右人治水氣而欬者，病在陽則

小青龍湯主之，病在陰則真武湯主之，四肢

厥逆腹中痛或泄利而欬，四逆散主之，加

五味子下利六七日，欬而嘔渴，心煩不得眠

乾姜

豬苓湯主之，古今錄驗橘皮湯治欬佳

石壁經三十六種內傷寒咳嗽候

唇青云四十八候，鼻紫嗽聲連肺胃於中

養毒涎夜嗽肯高承肚脹，汗收體熱氣

難宣食逆復齈言語重嗽聲頻作氣能

奎行風發汗方為妙，定使風除絕本源

內熱蘊積賊風所傳是致寒熱相感便生

欬嗽久則骨高如覆盃也。肚脹聲重須當

發汗行風次與調氣化凝利膈。若腹藏結

則當利動即差。

鳳癪筵此候歌拓一同仍注云。與坯煎散方見夾驚

小兒形證論四十八候傷寒欬嗽歌一同。後

傷寒門次杏仁膏方見久嗽門

云此是傷寒傳成吐逆欬嗽。先與解表散。方見

慢驚風退傷寒後用辣風檳榔散。方見熱門中

後用嗽乘三二眠。

千金治少小傷寒發热欬嗽頭面热者。麻黄

湯方、

麻黄　　　　生姜　　　　黄芩各一兩

甘草灸　　　石膏　　　　芍藥

桂心兩各半　杏仁十枚湯浸去皮尖

右八味㕮咀以水四升煮取一升半分二
服兒若小以意減之治傷寒証治亦用此傷寒發熱欬嗽

聖惠治小兒肉中冷氣反傷於外寒欬嗽或
時寒熱頭痛白术散方

白术去粗皮剉土　紫苑洗去苗土　麻黄節去根

厚朴去令香熟生姜汁　人參頭去芦

2101

杏仁_{仁麩炒微黃}湯浸去皮尖雙

赤芍藥　　　陳橘皮_{焙各一分}湯浸去白瓤　　甘草_{各半兩}灸微赤剉

右件藥搗粗羅為散，每服一錢，以水一小盞，煎至五分，去滓，不計時候，量兒大小加減服之。

聖惠治小兒傷寒痰逆欬嗽，不欲乳食，嗅母散方。

貝母_{煨微黃}　　桔梗_{去蘆頭}　　甘草_{灸微赤剉}

人參_{去蘆頭}　　乾薑_{炮裂剉}　　陳橘皮_{湯浸去白瓤焙}

半夏_{湯浸七遍去滑各一分}

2102

杏仁_{湯浸去皮尖雙仁} 桂心_一
_{麸炒微黄各半兩} 桂心_兩

右件藥擣羅為散，每服一錢，以水一小

盞，入生姜少許，煎至五分，去滓，不計時候

溫服，量兒大小，以意加減。

聖惠治小兒傷寒壯熱欬嗽嘔吐枇杷葉散_{枇杷}

方、

枇杷葉_{一分拭去}_{毛炙微黄} 川升麻

人参_{去頭蘆} 唄母_{爆微黄} 茅根_剉_{各半兩} _{一兩}

竹茹_{分三}

右件擣藥粗羅為散，每服一錢，以水一小

盞入棗一枚擘生姜少許煎至五分去滓

不計時候看兒大小以意加減溫服

聖惠治小兒傷寒欬嗽不差杏仁散方

杏仁 仁湯浸去皮尖雙 炒微黃

川升麻　甘草 赤剉微　麻黃 去根節

貝母 黃煨微

右件藥搗粗羅為散每服一錢以水一小

盞入生姜少許煎至五分去滓不計時候

量兒大小以意加減溫服

聖惠治小兒傷寒欬嗽吐逆晝夜不息桂心

散方

桂心半兩　甘草炙微赤剉　麥門冬去心各一兩

紫苑去苗土三分洗

右件藥搗羅為散每服一錢以水一小

盞入生姜少許煎至五分去滓不計時候

溫服隨兒大小以意增減

聖惠治小兒傷寒欬嗽氣急麻黃散方

麻黃去根　木通剉　桂心兩各半

川大黃微炒剉碎　射干分各一　皂莢子煨熟二十枚

右件藥搗羅為散每服一錢以水一小

盞煎至五分去滓不計時候溫服量兒大

小以意加减。

婴孺治二百日儿因伤寒得嗽极时便呕细
辛汤方

細辛　　紫菀 分各乙　　人参

五味子　桂心　　　　　当归

附子 炮　乾薑　　　　　甘草 分各二

右水二升煮及九合一服一合半频频服

婴孺治小儿伤寒壮热加嗽其母汤方

知母　　石膏 分各八　　升麻

黄芩　　栀子仁

芍药各六

杏仁去皮尖　柴胡分各五

羚羊角屑

射干分各四　甘草分炙二

右切，以水四升，煮一升二合，为四服，如是

一二岁儿量大小与之

婴孺治小儿伤寒嗽气喘急麻黄汤方

竹叶切八　贝母分八　柴胡分各三

升麻分各七　枳实炒麸　紫菀分各三

栀子仁各分　杏仁去皮尖　甘草炙各六分

麻黄去节分各二　大黄分十

右切，以水四升，煮一升三合，暮岁儿为四

服四歲兒為二服。

嬰孺治少小傷寒後嗽不止差杏仁散方

杏仁炒　　升麻分各六　貝母分八

甘草炙四分

右為末白飲服五分日再二三歲依歲服

小兒乳頭上與之量多少與

張渙麥門冬湯方治傷寒末除嗽喘急

麥門冬去心　款冬花　人參去蘆頭一

紫菀各乙兩　桂心一兩　甘草分

右件搗羅為細末入杏仁二十粒麩炒去

皮尖細研拌勻，每服一錢，水一鍾，入生姜

三片，煎至五分，去滓，放溫，熱令時時服之。

張渙竹茹丹方 傷寒通肺治嗽

竹茹　　　　　枇杷葉　　　人參去芦

半夏湯洗　　　天南星炮　　紫菀巳上各一分

右件搗羅為細末，生姜汁和，如黍米大，每

服十粒，生姜湯下，量兒大小，臨時加減。

活人書仲景小青龍湯

麻黃彈子然，令赤色，若一者去麻黃加荛花如一

子半筒炮，若小便不利，小腹滿者，去麻黃加附

加茯苓二兩若喘者，去麻黃加杏仁一兩

一分、去
皮尖。

半夏 一两一分汤洗若渴去
半夏加若蒌根一两半

芍药

桂枝　细辛

乾姜　甘草两半
各一

五味子一分

至八分、去滓温服。

右剉如麻豆大、每服抄五钱、水一盏半煮

活人书仲景小柴胡汤方见伤寒头汗出门

中、

活人书仲景真武汤、

茯苓
三分小便利
者去茯苓

芍药
加乾姜二分
三分下利者去芍药

附子一枚炮去皮破八片用二片用噙

者去附子加生姜足煎成三两

白术二分若欬者加五味子三分

如辛一分乾姜一分

右剉如麻豆大抄五钱匕生姜四片水一

盏半煎至八分去滓温服日三服

猪苓去皮　茯苓　阿膠過灸

澤鴻　滑石各一两

右剉如麻豆大每服抄五钱匕水一盏半

煮至七分去滓温服

甘草 炙

枳實 去白 麩炒黃　柴胡

芍藥一兩 已上各

咳者加五味子乾薑各半兩下利悸者加

桂半兩小便不利者加茯苓半兩腹中痛

者加附子半枚炮裂泄利下重先濃煎薤

白湯內藥末三錢匕再煮一二沸溫服

右擣篩為細散米飲下二錢日三服

活人書。右令錄驗橘皮湯、

陳橘皮　　紫菀　　麻黃

杏仁　　　當歸　　桂

2112

甘草 黄芩_{各半兩}

右剉如麻豆大每服抄五錢匕用水一盞

半煎至一錢去滓服

三十六種治傷寒欬嗽麥門冬湯

麥門冬_{去心} 知母_{各一兩} 甘草_炙

麻黃_{去根節} 皂角_{或酥炙} 半兩沙糖_{一分}

右為粗散每服半錢水五分盞煎至三分

去滓不計時候服

四十八候治傷寒欬嗽雄黃丸

雄黃_{半分} 大黃_{一分} 半夏_{生十粒}

2113

豬牙皂角　一錢矢　　　　銅青一錢　抄一

右末滴水圓如粟米大或糊丸亦得每服

十九精肉湯不大治嗽

吉氏家傳治傷寒嗽

白礬　　廿草　　知母

半夏姜浸各　蚌粉半兩　人參一錢

右末每服二錢生姜汁一錢蜜一錢同煎

澄清眼臨時相度用水

吉氏家傳治傷寒欬嗽紅綿散

全蝎一箇　麻黃去節半兩　破故紙炒一分

右細末，每服半錢，或一字，用水一小盞，煎

至半盞，將紙裹在紅綿內煎，紐出汁溫服

吉氏家傳正神散，治小兒伏熱傷寒欬嗽噴

嚏鼻塞躁煩嘔逆不食。

麻黃　去根節　人參　　　　甘草　炙

白茯苓　　　羗活　　　　　大黃　蒸已上各一分

朱砂　　　　天麻　　　　　石膏　半錢已上

右為末，每服一錢半，水半鐘，入葱白半寸，

豆豉三粒同煎數沸，併進三服，汗出故。

吉氏家傳梨漿餅子治小兒傷寒候，胷膈溢

滯痰欬欵嗽涎多及急驚風。

鉄微粉　朱砂铽各一　鵬砂

輕粉　粉霜　臘茶末

龍腦　荆芥末　水銀砂

鈆白霜分各半　麝香許少

右為末，煉蜜為膏如錢眼大二餠一服薄荷

湯鵝梨汁下，梨枝汁亦可下涎是效。

傷寒發喘第四

活人書論傷寒小兒大人治一般但小分劑

藥性差涼耳，問端者何也，傷寒端只有太陽

陽明二證太陽病頭疼發熱身疼惡風無汗

而喘者宜汗屬麻黃湯、桂枝證、醫灸下之利

解也、喘而汗出者葛根黃芩連湯也、太陽

病下之微喘者表未解故也、桂枝加厚朴

子湯也、發汗後不可更行桂枝湯、汗出而

喘、無大熱者可與麻黃杏子甘草石膏湯、陽

明病汗出不惡寒腹滿而喘有潮熱者宜下、

屬承氣湯、然陽明病脉浮無汗而發汗則愈、宜麻黃湯而太陽與陽

明合病喘而胷滿者不可下、宜麻黃湯、又有

發汗後飲水多欬而微喘者以水停心下腎

氣乘心、故喘也、小青龍去麻黃加杏仁也、小

腸滿者者麻黃加茯苓也、故去之、失治心下

2117

有水而喘，不當汗也。小便不利，
小腹滿，故去麻黃加茯苓也。

小兒形證證四十八候治热傳傷寒歌

身热皆因積热生，至令潮热变傷寒，先

除積热方成路，便作傷寒事轉難，夾食

夾驚須下積，辨佗靈實與童看，喘慮草

下热當下更與調榮患乃安。

此疾先潮热，後作傷寒，加喘氣急，失調理

成驚難治也，先用南星丸，方見麥疹門中，或曰

丁香膏，見方未，少便退潮热，如下盡热方調

氣，或虛驚却與蚱蜢九，一二服，方見一切

氣或虛驚却與蚱蜢九，一二服，方見痢門中

須用意調理而安。

聖惠治小兒傷寒心胷煩悶喘促人參散方

人參去蘆　麻黃去根　甘草各半兩炙微赤剉

貝母煨微　杏仁麸炒微黃各一分

右件藥搗羅為散每服一錢以水一小

盞煎至五分去滓不計時候量兒大小分

減溫服

治人書仲景麻黃湯方

麻黃一兩半去節　桂枝一兩

杏仁去皮尖三十五箇　甘草半兩炙

右剉如麻豆大，每服抄五錢匕，水一盞半，

煮至八分，去滓溫服，覆取微汗，不須歠粥。

加減法，傷寒熱病藥性須涼，不可太溫。夏

至後麻黃湯須加知母半兩，石膏一兩，黃

芩一分。蓋麻黃湯性熱，夏月服之，有發黃

斑出之失。惟冬及春與病人素虛寒者，乃

用此方，不在加減。

活人書仲景葛根黃芩黃連湯，

葛根 四兩　　黃芩

甘草 炙一兩　　黃連 各一兩半

右剉如麻至大、每服抄五錢匕、水一盞半

煮至八分、去滓溫服、日二三服。

活人書仲景桂枝加厚朴杏子湯

桂枝去皮

芍藥兩　各一　甘草六錢　三字

杏仁十七箇　厚朴去皮姜汁炙六錢　三字

右剉如麻豆大、每服抄五錢匕、生姜四片

枣子一箇、煎至八分、去滓溫服、覆取微汗

活人書仲景麻黄杏子甘草石膏湯

麻黄二兩　杏仁去皮尖二十五箇

石膏綿裹四兩碎　甘草炙一兩

右剉如麻豆大、每服抄五錢七、水一盞半、

煮至八分、去滓溫服、

活人書、仲景大承氣湯、

大黃二兩綿紋者去皮、生用、酒洗過

芒硝一合

厚朴四兩去皮　姜汁炙

枳實炒二枚半

右剉如麻豆大、每服抄五錢七、以水二盞

煎至八分、去滓、然後入芒硝、更再煎一二

沸、放溫服、以利為度、未利再作與服、

活人書、仲景小青龍湯方見傷寒欬嗽門中

傷寒鼻衄第五

巢氏病源小兒傷寒鼻衄候，傷寒是寒氣客於皮膚搏於血氣腠理閉密，氣不得宣泄蘊積生熱，故頭痛體疼而壯熱也，其鼻衄，是熱搏於氣而乘於血也，肺候身之皮毛，而生氣開竅於鼻，傷寒先客皮膚搏於氣而成熱，熱乘於血，血得熱則流散，從鼻出者為鼻衄也，凡候熱病知應衄者，其人壯熱，頻發汗，汗不出，或未及發汗，而鼻燥喘息，鼻氣鳴即衄，凡衄，小兒正半升數合則熱因之得歇，若一升二升者死。

活人書論傷寒小兒大人治一般，但小分劑
藥性差涼耳問衄者何也傷寒太陽證，衄
血者乃解盖陽氣重故也仲景所謂陽盛則
衄若脉浮緊無汗眼麻黄湯不中病其人發
煩目瞑劇者必衄小衄而脉尚浮者緊宜再
與麻黄湯也衄後脉已微者不可行麻黄湯
也若脉浮自汗眼桂枝湯不中病桂枝証尚
在必頭疼甚而致衄小衄而脉尚浮者宜再
與桂枝也衄後脉已微者不可行桂枝湯也
大抵傷寒衄血不可發汗者為脉微故也 治法

血家不可發汗，汗出額上陷，脈緊急，直視不能瞬，不得眠。然而衄，汗而衄，脈尚浮緊者，須再與麻黃湯。有汗而衄，脈尚浮緩者，須再與桂枝湯。脈已微者，黃芩芍藥湯。犀角地黃湯。衄血不止者茅花湯。若衄而渴心煩飲水則吐。水先服五苓散次服竹葉渴文問陰證有衄血者乎陰證自無熱何緣有衄若少陰病但厥無汗強發之必動血未知從何道出或從口鼻或從耳目是謂下厥上竭為難治。

嬰童寶鑑，小兒傷寒鼻衄歌，

結热血芳血流散從鼻出芳人可驚皆

因汗芳不得汗，鼻乾燥芳先有聲。

千金治小兒未滿百日，傷寒鼻衄，身熱嘔逆

麥門冬湯方

麥門冬銖十八　石膏

甘草炙各兩　桂心銖八

右五味咬咀，以水二升半煮取一升，分服

一合，日三。

聖惠治小兒傷寒鼻衄，煩熱頭痛，竹筎散方

苦竹筎　甘草炙微剉　黃芩兩各半

麥門冬焙去心　伏龍肝　石膏兩各一

寒水石

右件药捣粗罗为散，每服一钱，以水一小盏，煎至五分，去滓，不计时候，温服，更量儿大小加减服之。

圣惠治小儿伤寒壮热，鼻衄不止方。

生乾地黄二两

右细剉，於银器中，以酒一中盏，煎至七分，去滓，不计时分，温三服。

圣惠又方。

生葛根汁

右用一小盏，分二服即止。

2127

聖惠治小兒傷寒鼻衄已經數日不止方

生地黃汁　白蜜小盞一各一　蒲黃一兩

右件藥相和微暖過每服半小盞量兒大

小分減頻服

聖惠治小兒傷寒鼻衄經日發歇不止方

蒲黃一兩　石榴花兩半木半

右件藥相和令勻不計時候以新汲水調

下半錢更量兒大小加減服之

聖惠治小兒傷寒鼻衄經數日不止方

右取亂髮燒灰細研頻頻吹少許於鼻中

良，

猴澳立應散方，治傷寒血熱妄行，鼻衄不止

石榴花　焙乾取末　乾葛根末　蒲黃半兩研各

右件爲細末，每服半錢，取生地黃汁調下

併服，

活人書仲景麻黃湯方，見傷寒發端門中

活人書仲景桂枝湯方，見傷寒自汗門中

活人書黃芩芍藥湯

黃芩　三兩　芍藥　甘草　炙各半兩

右爲粗末，每服三錢，水一盞煎至六分去

澤温眼、

治人書犀角地黃湯、

犀角屑 如无以升麻代之、

芍藥 分三 麻代之

生地黃 斤半

牡丹 去心各 一兩

右剉如麻豆大、每服五錢七、水一盏半煮

取一盏、有热如狂者加黃芩二兩其人脉

大來遲腹不滿自言滿者為无热不用黃

芩、

治人書茅花湯、

茅花一大杷水三盏煎濃汁一盏、分二服

即差魚花以根代之、

活人書仲景五苓散方見自汗門中

治人書仲景竹葉石膏湯、

淡竹葉把半　石膏杵碎四兩　半夏半二分

人參　甘草各半兩　麥門冬半一兩

嘔者加生姜一兩、

右剉如麻豆大、每服抄五錢匕、水一盞半、

入粳米百餘粒煮取八分、米熟湯成去滓、

溫服、

辰溪鷯峯方治傷寒時氣衄血不止

2131

好松煙墨

右為細末雞子清和如桐子大每服十粒

白湯下不以時、

又方、

生蘿蔔搗取汁

右每服半盞入鹽少許攪勻、頓服之、不以
時、

傷寒嘔噦第六

劉氏病源小兒傷寒嘔噦候傷寒是寒氣客於
皮膚搏於血氣腠理閉塞氣不宣泄藴積生

热故頭痛體疼而壯热其嘔者是胃氣虛热
乘虛入胃胃得热則氣逆故嘔也

治人書論傷寒小兒大人治一般但小分剂
藥性差涼耳問嘔者何也無陽則厥無隂則
嘔嘔者是陽明胃之經足陽明之氣下行今
厥而上行故為氣逆氣逆則嘔仲景云嘔多
雖不大便不可下可與小柴胡湯上焦得通
津液得下胃氣因和浹然汗出而解大抵嘔
証不一各有治法要之小柴胡湯尤相主當
耳與小柴胡湯胷脇滿而嘔曰晡發潮热者

2133

可小柴胡湯加芒硝也。若嘔不止、心下急、鬱
鬱微煩者與大柴胡也。若大便祕者、方加大
黃。大柴胡治嘔最峻、為內有枳實故也。枳實雖
有陽明、慎不可下。宜桔
梗湯最良、亦用枳實耳。
古人治嘔多用半
夏加生姜。孫真人云、生姜是嘔家聖藥。仲景
治嘔皆用之。太陽與陽明合病、必下利、若
之不和、但嘔者、葛根加半夏湯主之。胃中有熱、
胃中有邪氣、腹痛欲嘔、若黃連
湯主之。太陽與少陽合病、而自利、若嘔者、黃
芩加半夏生姜湯主之。金匱諸嘔吐、穀不得下者、小半
夏湯、小半夏加茯苓湯、小半夏加橘皮湯主
之、皆可選用也。嘔而發熱者、小柴胡湯主之

嘔而發渴者，豬苓湯主之，先嘔却渴者，此為
欲解急與之，先渴却嘔者，為水停心下，此屬
飲家，仲景云，本湯水而嘔者，柴胡不中與也，
宣治膈間有水亦茯苓湯主之，若少陰証而
嘔者真武湯去附子加生姜也，若汗若吐若
下後虛煩不得眠，若嘔者梔子生姜豉湯主
之，傷寒差後嘔者，有餘熱在胃脘也，竹葉湯
加生姜主之，又問有乾嘔者何也，大凡嘔者
飲食不下乾嘔者，今人所謂哕也，或因汗出，
或因有水，或下利，脾胃有热，故便乾嘔，官局

桔梗湯最佳仲景治法汗自出乾嘔者桂枝

証也表不解心下有水氣乾嘔發热者小青

龍也身涼汗出兩脇痛或乾嘔者十棗湯也

少陰下利脉微與白通湯利不止厥逆無脉

乾嘔煩者白通加豬膽汁湯也少陽陰下利

裏寒外热脉微欲絕或乾嘔者通脉四逆湯

也乾嘔吐涎沫頭痛者吳茱萸湯也傷寒論

欲嘔屬陽明也吳茱萸湯主之得湯反劇者云食穀

屬上焦也仲景無治法大抵吳茱萸湯治少

陽証也教入胃嘔而屬

陽明宜與小柴胡

俊脚葯或疼乃是脚氣當作脚氣治之

聖惠治小兒傷寒煩熱頭痛嘔逆麥門冬散

方

麥門冬去心　石膏細研　各　甘草半兩炙
　　　　　　　　　三分　　微赤剉

右件藥捣粗羅為散　每服取一大錢以水

一小盞煎至五分　去滓　不計時候　量兒大

小分減溫服

聖惠治小兒傷寒吐逆不定藿香散方

藿香　　丁香　　木香各一兩

葛根剉一兩　人參去芦頭　甘草各半兩
　　　　　　　　　　　　炙微赤剉

右件藥捣粗羅為散　每服一錢以水一小

盏煎至五分，去滓量儿大小临时分减温
服，至患二方，一凉。

服一温，须善用之。

婴孺治小儿伤寒壮热呕吐芦根汤方。

生芦根切五合　知母分十二　淡竹青皮分五

右水三升，煮一升，为三服。一岁儿方大小
增减用。更用冬瓜汁一升，却减水一升煮

妙。

治人书仲景小柴胡汤方见伤寒颈汗门中。

治人书仲景柴胡加芒硝汤。

柴胡三钱一两　黄芩　人参

甘草各半 半夏湯洗四錢 芒硝一兩

右剉如麻豆大，每服抄五錢七，生姜四片

棗一枚，水一盞半，煮至八分，去滓，內芒硝

更微沸溫服

活人書仲景大柴胡湯

柴胡四兩 黃芩

半夏一分 枳實炙二枚 芍藥各一兩半

右剉如麻豆大，每服抄五錢七，生姜四片

棗一箇，水一盞半，煮至八分，去滓溫服，以

利為度，未利再服，著加大黃欲下，本方無大黃，大黃一兩

活人書官局枯梗湯。

枯梗　半夏　陳皮各一兩

枳實兩

煎至七分去滓溫服

右為粗末每服三錢匕水一盞生姜五片

活人書仲景古方半夏加生姜名小半夏湯

方、

半夏大者七枚薄切故、切碎、止姜五片、

右同用水一盞煎至半盞去滓食後溫服、

活人書仲景葛根加半夏湯、

2140

葛根　一两

麻黄　三分　甘草　炙

芍藥　桂枝　去皮　各半两　半夏　二分

枣子一枝煎至八分去滓温服覆取微汗

右剉如麻豆大每服抄五钱匕生姜四片

活人书仲景黄连汤

黄连　甘草　炙　乾姜

桂枝　各三　人参　两　半夏　半　二两

右剉如麻豆大每十钱匕枣二枝以水三

盏煮取一盏半去滓分二服

活人书仲景黄芩加半夏生姜汤

2141

芍藥　　甘草 各二分　　黃芩 二分

半夏 半二分

右剉每服五錢上姜四片大棗一枚以水

二盞煮至八分去滓溫服

活人書小半夏加茯苓湯方見傷寒頭汗出門中

活人書仲景小半夏加橘皮湯

半夏 枚切碎　生薑 薄切五片　橘皮 片一大

右同用水一盞煎至半盞去滓食後溫服

活人書仲景豬苓湯方見傷寒欬嗽門中

活人書、仲景赤茯苓湯、方見傷寒頭汗門中、

活人書、仲景真武湯、方見傷寒欬嗽門中、

活人書、仲景栀子生姜豉湯、

栀子 七枚　　生薑 二兩半　　香豉 一合二

右分二服、以水二盞先煮栀子生姜、至一
盞内致同煮取七分、去滓温服、得快吐止
後服、

活人書、仲景竹葉加生姜湯、方見傷寒鼻衄
門中、

活人書、仲景桂枝湯、方見傷寒自汗門中、

活人書仲景小青龍湯方見傷寒欬嗽門也

活人書仲景十棗湯

芫花熬妙赤　甘遂　大戟

右各等分搗篩秤末合和之入臼中再杵

治三二百下先以水一升半煮肥棗子十

枚煮取八合去滓內藥末強人一錢七羸

人可半錢再單飲棗湯送下平旦服若下

少病不除者明日更服加半錢利後糜粥

自養合下不下令又人眼滿通身浮腫而死

活人書仲景白通湯

附子一枚生用　乾姜一两

右剉如麻豆大，每服抄五錢七，水一盞半

入葱白四寸煮至七分，去滓溫服

活人書仲景白通加豬膽汁湯

附子半箇生用　乾薑兩半　葱白茎二

溺二分　豬膽合汁半

右以水一盞煮至五分，去滓內豬膽汁和

相得分溫再服

活人書仲景通脈四逆湯

甘草炙一兩　附子皮一箇大若去乾薑三兩炮

面赤者，加建湏蔥九莖，腹中痛者，去蔥加

芍藥二兩，嘔者加生姜二兩，咽痛去芍藥

加桔梗一兩，利止脈不出者去桔梗加人

參二兩。

右剉如麻豆大，每服抄五錢七，以水一盞

半煮至八分，去滓溫服，未差，急更作一劑

其脈續續出者愈。

活人書仲景吳茱萸湯。

吳茱萸湯洗三遍 一兩二錢　　人參 三分去芦頸

右剉如麻豆大，每服四錢，生姜五片，棗子

一箇以水二盞半，煮取八分，去滓，分二服。

莊氏家傳治小兒傷寒頭痛和氣止逆止渴。

人參散

人參 去蘆頭　白术　麻黃 去根節

藿香葉　甘草 灸微赤剉　乾葛 一分

石膏 透明者半兩

右為末，每服一錢，水一盞，蔥白一寸，豉三十粒，煎五分，去滓溫服。

長沙醫者丁時發傳人參散治小兒傷寒調順陰陽和脾胃定吐逆止渴。

2147

人参兩一　木香　茯苓

藿香　甘草炙各一分　乾葛分二

右為末，每服一錢，煎五分，溫溫服。

傷寒發渴第七

巢氏病源，小兒傷寒熱渴候，傷寒是寒氣客於皮膚，搏於血氣，腠理閉密，氣不宣泄，蘊積生熱，故頭痛體疼而壯熱，其渴者是熱入藏，藏得熱則津液竭燥，故令渴也。

治人書論傷寒小兒大人治法一般，但小分劑。

藥差涼耳問渴者何也，脉浮而渴屬太陽，傷寒表不解，心下有水氣而渴者，小青龍去半夏加栝蔞湯。太陽病服桂枝後，大汗出後，大煩渴者，白虎加人參。脉浮，小便不利，微熱消渴者，為五苓散。傷寒四五日，身熱惡風，脇下滿，手足温而渴者，小柴胡去半夏加人參、栝蔞根主之，為風温主之。

有汗而渴，屬陽明。虛人老人及春秋月，陽明主之。温而渴，屬陽明。虛人老人，可與竹葉石膏湯。陽明病，但頭汗出，小便不利，渴引水漿，身必發黃，宜茵陳湯。小柴胡去半夏加人參、栝蔞根主之。傷風寒熱，或發熱，惡風而渴，屬少陽。

少陽

少陽渴，小柴胡去半夏加人參、苦薑根湯。

少陰

自利而渴，屬少陰。腎、惡燥，故渴而引飲，少陰主之。下利而引飲，少陰下利，咳而嘔渴，豬苓湯主之。下利……切戒太陰。

下利欲飲水者，以有熱也，白頭翁湯主之。

陽證無汗而渴者，不可與白虎湯。仲景云，渴欲飲水，無……

表證者，白虎加人參湯，脈浮發熱，無汗，自表。

未解也，不可與白虎湯，意以小青龍，小柴胡

湯也，仲景云，傷寒表不解，心下有水氣，欬而

或渴，未青龍去半夏，欬去蔞也，傷寒四五日，

身熱惡風，脇下滿，手足溫而渴者，**陽明證汗**

小柴胡去半夏，加人參苦薑也，

多而渴者不可與五苓散，復利其小便，故也，

意以竹葉湯與之，仲景云，陽明病，欬，**太陽病**

發作有時，汗出多者急須下之，

渴終不可與白虎耶，太陽證得汗後，脈洪太

而渴者方可與之也，陽明病渴終不可與五

苓耶，陽明證，小便不利，汗少脈浮而渴者方

可與之，此皆仲景之妙法也，亦云，脈浮發熱，

渴欲飲水，小便不利，凡病非大渴不可與水

者，豬苓湯主之，

2150

若小渴咽乾者·小小呷滋潤之·令胃中和·若

大渴煩躁甚能飲一斗者與五升飲之·若全

不與則乾燥無由作汗發汗而死·常人見因

渴飲水得汗·小渴遂劇飲之致停飲心下滿

結喘死者甚眾當以五苓散或陷胸丸與之

金匱要畧云·得時氣至五六日·而渴欲飲水

不能多·不當與也·何者·以後中熱尚少不能

消之·便更為人作病矣·至七八日·大渴欲飲

水猶當依證與之·常令不足勿極意也·言

但見仲景云·得病反能飲水·此為欲愈·

渴者·乃強與飲之·因其或多所致·水停心下

水若·水氣冷則曰飲·水過多·抵致水停心下·

寒水若·乘心則為悸·為喘·結於胕脇則為水結胕

中虛胃冷則為悸·為喘·嘔·為噦·冷氣相薄則為噦上

迫於肺則為咳·漬入腸中則為痢·邪熱所薄

畜长下焦則為小便不利小腹
满，或裹急溢於皮膚則為瘅，若陽毒倍常
躁盛大渴者，黑奴丸之主中暑伏热深累取
不差其人發渴不乙，酒蒸黄連丸主之

聖惠治小兒傷寒頭痛壯热煩渴犬青散方

大青　　　　　知母　　　　　柴胡苗去

葛根剉　　　　甘草赤微剉　　川升麻各半

黄芩　　　　　赤芍藥　　　　梔子仁四

石膏一两　　　川芒硝一分

右件藥搗篩羅為散，每服一錢，以水一小

盏，煎至五分，去滓，不計時候温服，量兒大

2152

小以意增减。

聖惠治小儿伤寒。四肢烦热。心躁。口乾多渴。

葛根散方

葛根剉

甘草赤剉炙微

右件藥擣羅為散。每服一錢。以水一小

盞。入生姜少許。棗子一枚。煎五分。去滓不

計時候。量兒大小增減溫服。

麻黄去根節

人參去芦頭

桂心分各一

各半兩

聖惠治小儿伤寒壮熱頭痛。口乾烦渴。宜服

柴胡散方

柴胡苗去

黄芩

麻黄去根節　赤芍藥　各半兩

葛根剉

甘草各一分　矣微赤剉

石膏一兩

右件藥擣麄羅為散每服一錢以水一小

盞入生姜少許葱白三寸豉二十粒煎至

五分去滓不計時候溫服以汗為效量兒

大小以意增減丁時發傳柴胡半兩散有前胡半兩

聖惠治小兒傷寒熱渴而不後覽煩悶宜服

甘草散方

甘草赤剉矣微　牡蠣粉　黄芩

赤芍药 各半两

右件药捣罗为散，每服一钱，以水一小盏，煎至四分，去滓取鸡子清一枚，投入散中，熟搅掠去沫，徐徐温服，量儿大小以意加减。

人参散方。

圣惠治小儿伤寒头热足冷，口乾多渴宜服人参散方。

人参 去芦　黄芪　麻黄 去根节

赤茯苓 各半两　蛜𧏾 二枚去翅足微妙

右件药捣罗为散，每服一钱，以水一小

盞入生姜少許，煎至五分，去滓，不計時候，

溫服，量兒大小，以意加減服之。

聖惠治小兒傷寒熱渴，頭痛心煩，宜服蘩蔞

根散方。

蘩蔞根 兩半　　　苦參 剉

人參 去蘆頭各一分

甘草 炙微赤，剉一分　　　　　寒水石

石膏 各半兩嬰孺各用三分

石膏 用一兩二錢半

石件藥搗羅為散，每服一錢，以水一小

盞煎至五分，去滓，不計時候，量兒大小，加

减温服，婴孺方，以米饮调下。

聖惠治小兒傷寒煩熱，大渴不止，宜服土瓜根散方。

土瓜根　　　麥門冬　去心

葛根　　　　枇杷葉　拭去毛

甘草　各一分　灸微赤剉　　　灸微黄

柴胡　去苗各半兩

右件藥擣麁羅為散，每服一錢，以水一小盞，煎至五分，去滓，不計時候溫服，量兒大小以意增減。

聖惠治小兒傷寒大汗後，及已下自煩渴不

解其脉大洪宜服石膏散方

石膏一兩　知母　地骨皮

甘草赤剉　人参去芦頭半兩

右件藥挼羅為散每服一錢以水一小

盞煎至五分入內粳米一百粒同煎去滓

不計時候溫服量兒大小加減服之

嬰孺治小兒傷寒熱渴散方

菰蔞　分三

白石脂　分二

右為末水服一刀圭

乾葛根湯方治小兒傷寒脉熱煩渴

葛根　人參〔去芦頭各一兩〕麥門冬〔去心去〕

甘草〔灸〕　白茯苓　澤瀉〔各半兩〕

右件為細末，每服一錢，以水八分，一盞生

姜二片薄荷三葉煎至六分，去滓放溫服

嬰童寶鑑治小兒傷寒身熱頭痛渴躁紅綿

散

麻黃〔一兩去〕天麻〔末〕蝎〔末〕

甘草〔末灸〕人參〔末〕朱砂〔末各一分〕

右件為末，每服一字半錢，水一小盞紅綿

一方寸許同煎至半盞熱服

活人書仲景小青龍去半夏加蕘藶湯，方見

傷寒咳嗽門中。

活人書仲景白虎加人參湯，

石膏 四兩　知母 一兩　甘草 炙 半兩

粳米 一合　人參 三分

右剉如麻豆大，每服抄五錢七，水一盞半，

煮至八分，取米熟為度，去滓溫服。

活人書仲景五苓散，方見傷寒自汗門中。

活人書仲景小柴胡去半夏加人參蕘藶湯，

方見傷寒頸汗出門中。

活人書仲景葳蕤根湯。

葳蕤根〔三分〕 葛根〔一兩半生用若乾者只用三分〕 人參 防風 石膏〔二兩〕 甘草〔半兩〕

右剉如麻豆大，每服五錢，用水一盞半煎至一中盞，去滓服。

活人書仲景竹葉石膏湯方見傷寒鼻衄門中。

活人書仲景茵蔯湯方見傷寒頭汗出門中。

活人書仲景豬苓湯方見傷咳嗽門中。〔傷寒咳嗽門。〕

活人書，仲景白頭翁湯。

白頭翁一兩　黃蘗　　秦皮

黃連各一兩半

右剉如麻豆大分五服，以水二大盞煮至八分去滓溫服，不差更服。

活人書，仲景小柴胡湯，方見傷寒頭汗出門中。

活人書，仲景小青龍湯，方見傷寒咳嗽門中。

活人書，仲景竹葉湯，方見傷寒卑鼽門中。

活人書，仲景大陷胸丸。

大黄 二两　苦蓴藶子 熬　芒硝

杏仁 去皮尖熬　黑各三分

右搗羅二味，內杏仁芒硝合研如脂，丸如

弹子大，每服一丸，抄甘遂末一字匕，白蜜

一合，水二盏，煮取一盏，顿服，一宿乃下，如

不下再服，量虚实眼之。（甘遂性猛，宜斟）

活人書仲景黑奴圓

麻黄 去节泡一二沸 三两　大黄 二两

釜底煤 研入　黄芩　芒硝

竈突墨 入研　梁上塵　小麥奴 各一两

2163

右件擣羅為細末，煉蜜丸如彈子大，以新
汲水研下一丸，渴者但與冷水盡足飲之
須臾當寒寒竟汗出便差，若日移五尺不
汗依前法服一丸，差即止，須微利，小麥奴
乃小麥未熟時叢中不成麥，捻之成黑勃
是也，魚此亦得，此藥須是病人大渴倍常
躁盛渴者方可與之，不渴若與之嗜為禍
耳。

活人書，仲景酒蒸黃連丸。
黃連約一斤，四兩，以魚灰酒浸，面上
約一寸，以重湯熬乾。

右捣罗为细末，糊为丸，熟水下三十九肖，

膈凉不渴为验。

长沙胡氏家传治小儿诸热伤寒热渴热泻，

红绵散

麻黄　　人参　　甘草

蝎令半两全者　天麻二分酒浸切焙

天南星大者炮裂去皮脐取一钱

右为末，每服二钱，水一盏，枣子一枚，红绵

少许，煎至七分，分两服，小者作四服，时时

与服。

2165

伤寒大小便不通第八

巢氏病源　小兒傷寒大小便不通候，傷寒是寒氣客於皮膚，搏於血氣，使腠理閉密，氣不宣泄，蘊積生熱，故頭痛體疼而壯熱，其大小便不通，是寒搏於氣而生熱，熱流入大小腸，故澀結不通。凡大小便不通，則內熱不歇，或乾嘔或言語而氣還逆上，則心腹脹滿也。

聖惠治小兒傷寒壯熱心躁，頭痛口乾，小便大便赤難，大黃散方

川大黄　碎微妙　　　　栀子仁

赤芍藥　甘草炙微赤剉　黄芩微炙各一

右件藥擣麁羅為散每服一錢以水一中

盞煎至五分去滓量兒大小分減溫服以

利為效

聖惠治小兒傷寒五六日壯熱心躁口乾煩

渴犬小便難三黃散方

川大黃剉碎微炒　麥門冬去心焙各半兩

石膏細研一兩　甘草炙微剉各　川芒硝

黃芩　黃連去須各　黃連一分

右件藥擣麁羅為散每服一錢以水一水

盞煎至五分，去滓量兒大小，分減頻服，以

利為效

腮潤犀角散方，治小兒傷寒六七日，大便不

通熱甚者，

犀角 末　　川大黄 炮　　柴胡 去苗各一兩各

人參 去芦頭　　朴消　　甘草 一分

右件為細末，每服一錢，以水八分一盞入

生姜二片，棗子一枚，煎五分，去滓温服，量

兒大小加減

活人書、洗心散治遍身壯熱，頭目碎痛，背膊

2168

枸急、犬熱衝上口、苦脣焦、夜卧舌乾、咽喉腫

痛、浮嗌稠黏痰壅、喫食不進、心神躁熱、眼澀

睛疼、傷寒鼻塞、四肢沉重、語聲不出、百節痛。

大小便不利、熬豆瘡時行温疫、狂語多渴及

小兒天瘹風疾驚、並宜服也。

芍藥　用一兩　生

大黃　以米泔水浸一次間　漉出令乾、煙㶽取熱　當歸　炒

白术　炒一兩　　甘草　炙　　荆芥　各四
　　　　　　　　　　　　　　　　　　兩

右擣羅為細末、每眼抄二錢、以水一盞、入

生姜一片、薄荷二葉、同煎至八分、於温和

渾眠了暑臥仍去枕少時如五藏壅實煎

四五錢匕若要退轉則熱服

傷寒發狂第九 餘躁熱 發狂附

治人書 論傷寒小兒大人治一般但小分劑

藥差涼耳問狂言者何也發狂有二證陽妻

發狂畜血如狂其外證與脈皆不同病人煩

躁狂走妄言面赤咽痛脈實潮熱獨語如見

鬼狀此陽妻也治法藥方在第卷第五門第

問問病人潮熱獨語如見鬼狀發則不識人

舉衣撮空直視微喘何也仲景云傷寒若止

若下後不解不大便至六日上至十餘日日

哺呪所發潮熱不惡寒獨語如見鬼狀若劇

者發則不識人，循衣撮床，惕而不安，微喘直
視，但發熱讝語者，大承氣湯主之。若一服利，
則止後服。脈弦者生，濇者死。脈弦者陽也，濇者
陰也。陽證見陰脈者死。病人有陽證，而脈濇
者，順，不

可下。病人無表證，不發寒熱，骨燥，但欲嗽

水不欲入咽，其脈微而沉，小腹鞕滿，小便反

利大便祕黑，身黃發狂，此血證諦也。熱病人如
滿口噪，其麻反魚熱，此為膀胱狀，其血證審，病人如
仲景云，太陽病不解，熱結膀胱，其人如狂，其
血自下者愈，若外不解者，尚未可攻，當先解其
表，宜桂枝湯。外已解，但小腹急者，結乃可攻

之，屬桃仁承
氣湯主之。桃仁承
大抵傷寒當汗不汗，熱畜在裏，

熱化為血，其人喜忘而如狂，血上逆則喜忘

血下畜則內爭，其者抵當湯，抵當圓輕者桃

仁承氣犀角地黄湯須取盡黑物為效失汗

在膀胱經若有畜血盜而外不解亦未可使用抵热畜无

當湯先用桂枝湯已解外其又有火邪發驚

緣热在膀胱大陽經故也

狂者醫以火於卧床下或周身用火迫劫汗

出或熨而成火邪其人之陽煩躁驚狂卧起

不安桂枝去芍藥加蜀漆牡蠣龍骨救逆湯

桂枝甘草龍骨牡蠣湯主之凡灸及燒針後似大却者並

用却法治之金匱風引湯尤良柴胡加龍骨牡蠣湯更捷

聖惠治小兒傷寒壅热心狂譫語鈆霜散方

鈆霜　馬牙硝　人參去芦

鬱金　茯神各一　甘草半分炙微赤剉

右件藥擣細羅為散不計時候煎麥門冬

湯放溫調下半錢量兒大小以意加減與

服

活人書仲景桂枝湯方見傷寒自汗門中

活人書仲景大承氣湯方見傷寒發喘門中

活人書仲景桃仁承氣湯

桃仁五十枚去皮尖雙仁　桂枝去皮　甘草炙　大黃四兩　芒硝各二兩

右剉如麻豆大每服五錢匕以水一大盞

煮取八分，去滓溫服，以微利為度，未利移時再服。

活人書仲景抵當湯

水蛭十枚，熬去子，杵碎　水蛭入復再生化

大黄一兩，酒洗　虻蟲十枚，去翅足，熬　桃仁七枚，去皮尖，槌碎

右剉如麻豆大，作二服，以水二盞煮至七分，去滓溫服。

活人書仲景抵當丸

水蛭五枚，依前法製　桃仁四枚

大黄三分，去皮

虻蟲五枚，去翅足，熬

右搗篩，共為一丸，以水一大盞煮至七

分，頓服。胖時當下血。不下更作之。

活人書犀角地黃湯方見傷寒鼻衂門中

活人書仲景桂枝去芍藥加蜀漆牡蠣龍骨

救逆湯。

桂枝

甘草炙 一兩

蜀漆洗去腥，各

牡蠣二兩 熬

龍骨 二兩

右剉如麻豆大，每服抄五錢匕，生姜四片

棗子一枚，水一盞半，煮至八分，去滓溫服。

活人書仲景桂枝甘草湯。

桂枝六皮半两　甘草炙　牡蠣熬

龍骨两各分

右剉如麻豆大，每服抄五錢七，水一盏半，

煮至八分，去滓温服。

活人書仲景金匱風引湯方見驚癇門中

活人書仲景柴胡加龍骨牡蠣湯

柴胡二两　黄芩一两　鈆丹

人參　桂枝蝦各　茯苓六錢半

龍骨　牡蠣三分　半夏湯洗

大黄半两

右剉如麻豆大，每服抄五錢匕，生姜四片，棗子一枚，水一盞半，煎至八分，去滓溫服，

聚寶方鈆霜散，治大人小兒傷寒三日後，心煩躁狂言。

鈆白霜　馬牙硝各一分

右一味研勻，每服大人半錢，小兒一字，生姜蜜水調下。

長沙醫者鄭愈傳，治小兒躁熱發狂，

甘草炙　鬱金火焙乾　牙硝　宮桂

右四味等分為末，每服二錢，新汲水調下，
如小兒發狂一錢。

傷寒結胷第十

治人書論傷寒小兒大人治法一般，但小分
劑藥性差涼耳。問心下緊滿按之石硬而痛
者何也，此名結胷也，傷寒本無結胷，應身熱
下之早，熱氣乘虛而入痞結不散便成結胷
若已誤轉了，切未成結胷者，急頻與理中湯
自然解了。切未作結胷者，蓋理中治中焦，故也
此古人亦訛不到，後因人消息得之，若大段
轉損有厥證者，兼與四逆湯便安。胃中雖和
傷寒未退者，卽候日救足可下，却以其心
榮氣再下之，蓋前來下得未是，故也。以其證心

下緊滿按之石硬而痛項強如柔痓狀、發热汗出

不惡寒、名曰柔痓、其脉寸口浮關尺皆沈或沈緊名仲景云

曰結胷也治結胷大率當下之則和然脉

浮與大皆不可下下之則死尚宜發汗也景仲

云、結胷脉浮者不可下、只可用小陷胷湯、大

抵脉浮是尚有表證、兼以小柴胡湯等先發

表、表證罷、方用下

結胷藥便安也、西晉崔行功云、傷寒結胷

欲絕心胷高起手不得近用大陷胷湯皆不

差者此是下後虛逆氣已不理而毒復上攻

氣毒相薄結於胷中當用枳實理中九、先理

其氣次療諸疾、古今用之如神應手而愈然

2179

結胸有三種，有大結胸、堅硬為大結胸、大陷胸湯主之，即可。不按而痛胸連臍腹

胸有小結胸、少陷胸湯主之，即可小結胸、有水

丸主之，有水結在胸脅、有

主之，有小結胸、少陷胸湯主之，此水結在胸脅、魚

結在胸脅、亦名結胸、大熱

小半夏加茯苓、小陷胸湯主之，又有寒熱二證，有熱

柴胡去棗加牡蠣主之，胸中煩躁，舌上燥、渴、脈有

實結胸，喘沉者，皆熱證也，大陷胸湯主之，有

寒實結胸，寒實結胸，魚熱證者三物白散，權實理中元主之

延世治

結胸多行金針圓用硫黃陽起石者，若實寒

結胸行之或有差者若熱實結胸行之必死

也，又問大陷胸湯與大陷胸丸，如何大陷胸

用甘遂大峻不可輕用，須量虛實輕重不得

已即大陷胸丸最穩、又問聖餅子灸癖中如
何尤不可用也。又問藏結者何也。藏結者死
仲景無治法。火抵藏結，其證如結胷狀，飲食
如故，時時下利，陽脉浮，關脉小細沉緊，名曰
藏結舌上白胎滑者難治也。

嬰童寶鑑小兒病未入內而先下為結胷歌

病未入時先轉取，乘虛入腹理難醫，疾
塞滿喉加喘息，結胷為病不應逢。

活人書、仲景理中湯、

人參　乾薑炮　甘草灸

2181

白术_两 各三

腹痛者加人参一两半，寒者加乾姜一两

半，渴欲得水者加白术一两半，脐上筑者

肾气动也，去白术加桂四两，吐多者去术

加生姜三两，下多者还用术，悸者加茯苓

二两，或四肢拘急腹满下利，或转筋者去

术加附子一枚生用。

右剉如麻豆大，每服抄五钱匕，水一盏半

煮至八分去滓温服，日服三。

活人书仲景四逆汤方见伤寒自汗门中

活人書、仲景承氣湯、方見傷寒發喘門中

活人書、仲景小陷胷湯、

半夏湯洗、秤　黃連一兩
二兩半

右剉如麻豆大每服五錢入薑蔞半枚以
水二盞煎至九分去滓溫服未知再眼微
利黃涎便安也、

活人書、仲景小柴胡湯方見傷寒頭汗出門
中、

活人書、仲景大陷胷湯、

大黃一兩半去皮、　芒硝一兩
剉熬者為末、

甘遂者，細羅為末。
一字，赤連珠。

右以水三盞，先煮大黃，至一盞，去滓，下芒
硝一沸，下甘遂末，溫服，得快利止後服。

又方

桂枝　　人參各一　　甘遂半

大棗枚三　　　　葳薮實一枚去皮，只
用四分之一，

右剉，每服五錢匕，水二盞，煮至八分，去滓，
溫服，胃中無堅物，勿服之。

活人書仲景枳實理中圓，

枳實麩炒，十六片，茯苓　人參

白术　　乾姜炮　　甘草二两炙久

右捣罗为细末，炼蜜为丸，如鸡子黄大。每

服一丸，热汤化下，连进二三服，甘胷中豁然

渴者加葜蔆二两下利者加牡蛎二两煅

活人书，仲景大陷胸丸，方见伤寒发渴门中

活人书仲景小柴胡去枣加牡蛎汤，方见伤

寒头汗出门中。

活人书仲景三物白散。

桔梗去芦　具母各三分

巴豆去皮心熬黑研如脂一分

右为散，内巴豆研匀，以白饮和服，强人半
钱匕，羸人减之，病在膈上必吐，在膈下
必利，不利，进热粥一盃，利過不止，进冷粥一
一盃，身热皮栗不解，欲引衣自覆，若以水
噀之洗之益令热却不得出，当汗而不汗
则烦，假令汗出已，腹中痛与芍药三两如
上法。

古方治大人小兒結胷傷寒金針九

陽起石 好　不灰木 各半　硫黄

巴豆 去壳 三七粒　杏仁 浸去皮

2186

右件，先捣前三味为细末，後细研巴豆在

仁，同煎药一处为末，糯米粥为丸，如樱桃

大，每丸以针劖窍子曬乾，如患者以劖针

用麻油纸烧焰尽细研，炒生姜汤调下一

丸，如患重者，夾转药三两丸，以金针丸下

不妨，更量虚实。方者欲人知之须审用也

治人书，已有説，所以存此

伤寒腹痛第十一 腹满附

巢氏病源，小儿伤寒，腹满喉，伤寒是寒气客

於皮膚，搏於血气，使腠理閉密，不宣泄，蕴积

生热故頭痛，體而壮热，其腹滿者，是热入腹

傳於藏氣結聚，故令腹滿，若挾毒者，則腹滿

心煩懊悶多死，

活人書論傷寒小兒大人治一般，但小分劑，

藥差涼耳問腹痛者何也，本太陽病醫反下

之因爾腹滿時痛是有表後有裏仲景所以

用桂枝加芍藥湯主之，痛甚者加大黃，加芍

藥即是小建中也，太陽脈弱自利誤當行大

黃芍藥者宜減之，其人胃虛陽氣易動故也，

下利者先煎芍藥十餘沸，難經云，痛爲實，大

抵痛宜下景

云，發汗不解腹痛者急下之，宜大承氣湯，

又曰，腹中滿痛，此爲實，當下之，屬大柴胡湯，

腹痛有二證，有熱痛者，有冷痛，尺脈弦腸鳴

泄利而痛者冷痛也、小建中湯主之、仲景云
陽脉濇、陰脉弦、法當腹中急痛、先與小建中
湯不差者、與小柴胡湯 小柴胡湯去黃芩加芍藥、陰証腹
痛郎四逆散通脉四逆加芍藥湯、腹痛小便
不利者、真武湯也、關脉實腹滿大便秘、按之
而痛者實痛也、桂枝加大黃湯黃連湯大承
氣湯主之又問腹脹滿者何也、陰陽不和也
桔梗半夏湯最良、仲景論太陽証發汗後腹
脹滿者、厚朴生姜半夏甘草人參湯、下後心
煩腹滿卧起不安者、梔子厚朴湯、吐後腹脹

滿者、與調胃承氣湯、少陰病六七日、腹脹不

大便者、急承氣湯主之

活人書仲景桂枝加芍藥湯、

桂枝 三兩 去皮　芍藥 六兩 下利者先煎芍藥二四沸

甘草 二兩 炙

右剉如麻豆大、每服抄五錢七、生薑四片、

棗子壹枚、以水一盞半、煎至八分、去滓溫

服、

活人書仲景大承氣湯方見傷寒發喘門中

活人書仲景大柴胡湯方見傷寒嘔吐門中

活人書，仲景小建中湯、方見傷寒自汗門中、

活人書，仲景小柴胡去黃芩加芍藥湯、方見

傷寒頸汗出門中、

活人書，仲景四逆湯、方見傷寒咳嗽門中、

活人書，仲景通脈四逆加芍藥湯、方見傷寒

嘔噦門中、

活人書，仲景真武湯、方見傷寒咳嗽門中、

活人書，仲景桂枝加大黃湯、

桂枝 去皮 一兩半　芍藥 三兩　甘草 炙

大黃 各一兩

2191

痛甚者加大黄大實痛者加一兩半羸者

減之、

右剉如麻豆大、每服抄五錢匕、生姜四片

棗子一枚煮至八分、去滓溫服

活人書、仲景黄連湯方見傷寒嘔噦門中

活人書、仲景枯梗半夏湯

枳實 妙赤半兩麸　枯梗 細剉微妙　半夏 生姜汁製

陳橘皮 乾焙各一兩

右為麁末、每服四錢、水一盞、生姜三片、同

煎至七分、去滓热服

活人書仲景厚朴生姜半夏人參甘草湯

厚朴 去皮 四兩　半夏 一兩一分　甘草 一兩

人參 兩半

右剉如麻豆大每服抄五錢七水一鐘半

生姜五片煮至八分去滓溫服

活人書仲景梔子厚朴湯

梔子 大者七枚擘　厚朴 去皮姜汁炙二兩

枳實 炒去瓤二枚

右分二服以水二盞半煮至八分去滓溫

服後吐止後服

活人書仲景調胃承氣湯方見傷寒自汗門

活人書仲景承氣湯方見傷寒發喘門中。

傷寒下痢第十二　傷寒後下痢附

巢氏病源小兒傷寒後下痢候，傷寒是寒氣客於皮膚搏於血氣使腠理密氣不宣泄，蘊積生熱使頭痛體疼而壯熱也。其熱歇後而痢者是熱從表入裹故也。表熱雖歇而裹熱猶停腸胃，與水穀相并腸胃虛則泄痢其狀痢色黃若熱勢不止則變為血痢若重遇冷熱相加則變赤白滯痢也。

活人書論傷寒小兒大人治一般但小分劑

藥差涼耳問下痢者何也傷寒下痢多種須辯識陰陽勿令差互三陽下利則身熱太陰下利手足溫陰陰厥陰下利便作陰証宜三陽下利身熱太陰下利手足溫陰陰厥陰下利便作陰証

証便不得用溫藥但見下利挾太陽脉作陰証用溫熱藥倍醫下利便作陰証太陽陽明合病必下利葛根湯主之乾其脉浮大而長者是其証也太陽陽明合病必下利葛

根湯主之乾其脉浮大而長者是其証也太陽少陽合病自下利黃芩湯主之若嘔者黃芩加半夏生姜也下利而頭疼身滿或口苦咽乾或往來寒熱而嘔其脉浮大而弦者是其証侯也陽明少陽合病必下利其脉不負者順也負者失也互相剋賊名為負也

下利而身熱，胃脇痞滿，乾嘔，或往來寒熱，其
脉長大而弦者，是其証也。蓋此明者土，其脉
長大；而少陽者木，其脉弦。若合病土被木賊，
更下利為胃已困。若脉不弦者，順也，為土不
負。負者死，不負者
无也。自利不渴屬太陰，理中湯主之；自利而
渴屬少陰，白通湯、豬苓湯、四逆加人參証，可穢証
而用
之。其餘下痢皆因汗下後証也。大抵傷寒
下痢須看脉與外証。下痢而脉大者，虛也；脉
微弱者，為自止。下痢十日餘，行脉反實者，逆
下利脉數而滑者，有宿食也，下之愈。脉遲而
滑者，實也，其利未得便止，更宜下之。下利三
部脉皆平，按其心下硬者，急下之。挾熱利者，

臍下必熱大便赤黃色及腸間津汁垢膩之謂
腸垢、寒毒入胃則蟚臍下必寒腹脹滿大便或
黃白或青黑或下利清穀濕毒氣盛則下利
腹痛大便如膿血或如爛肉汁也、下利欲飲
水者、必有熱也、下利讝語者有燥屎也、寒毒
入胃者、四逆湯、理中湯、通湯加附子四逆
散加薤白主之、挾熱利者黃芩白頭翁湯三
黃熟艾湯薤白湯赤石脂丸、濕毒下膿血者
桃花湯、地榆湯黃連阿膠散雖然自利而渴
屬少陰、然三陽下利亦有飲水者乃有熱也

2197

三陰下利宜溫之、然少陰自利清水心下痛、
口乾燥者却宜下之、此又不可不知也、泄利少陰
下重不可投热药、先濃煎葱白汤内四逆散
用枳實芍药之類文尋常胃中不和腹中雷
鳴下利生姜瀉心湯最妙、
此二法不特傷寒証也、

治人書仲景葛根湯

葛根 二兩　　麻黃 一兩半去　桂枝 去皮

甘草 灸　　芍药 各一兩

右剉如麻豆大、每眼抄五錢匕、生姜四片、

棗子一枚、水一盏半煮至八分、去滓温服、

覆取汗为度、

活人書仲景黃芩湯

黄芩一兩　芍藥　甘草兩各一

右剉如麻豆大每服抄五錢棗子一枚以

水一盞半煮至八分去滓溫服

活人書仲景黃芩加半夏生姜湯

黄芩三分　半夏二分　芍藥

甘草分各二

右剉每服五錢生姜四片大棗子一枚以

水二盞煮至八分去滓溫服

活人書仲景四逆湯方見傷寒自汗門中

活人書仲景理中湯方見傷寒自汗門中。

活人書仲景理中湯方見傷寒結胷門中。

活人書仲景白通湯方見傷寒嘔噦門中。

活人書仲景白通加豬膽汁湯方見傷寒嘔噦

·門中。

活人書仲景通脈四逆湯方見傷寒嘔噦門

活人書仲景豬苓湯方見傷寒咳嗽門中。

活人書仲景四逆加人參湯，

甘草二兩　附子去皮一枚生　人參一兩

乾姜半一兩

右剉如麻豆大，每服抄五錢七，水一盞半，

煮至八分，去滓溫服，日三服。

門中。

活人書，仲景白通湯加附子，方見傷寒嘔噦

門中。

活人書，仲景白逆散加韮白，方見傷寒咳嗽

門中。

活人書，仲景白頭翁湯，方見傷寒發渴門中。

活人書，仲景三黃熟艾湯。

黃芩　　　黃連　　　黃蘗　各
熟艾　子大　　　　　　　　分參
　　　半雞

2201

右剉如麻豆大以水二盞煮取七分去滓

溫眼、

活人書薤白湯、

豉 半斤 綿裹　　　薤白 一握　　　梔子 七枚大 者破之

右剉如麻豆大以水二升半先煮梔子十

沸、下薤白煮至二升、下豉煮取一升二合

去滓每眼一湯盞、

活人書赤石脂圓、

黃連　當歸 各二兩　　赤石脂

乾姜 炮 各一兩

2202

右擣羅為末，練蜜和圓如桐子大，每服三
十圓米飲吞下，日進三服。

活人書桃花湯。

赤石脂兩肆　乾薑分一

右剉如麻子大，每服四錢，八粳米二撮，水
一盞半煎至一盞，去滓，再入赤石脂末一
方寸匕服，日三服。若一服愈，勿再服。

活人書，地榆散。

地榆剉　黃連去須微炒　犀角屑　黃連兩

薔根蔕蓋　黃芩各一　栀子仁半兩

2203

右件藥捣为麤末，每服四錢，以水一盏，入
薤白三寸，煎至六分，去滓，不計時候溫服。

活人書黃連阿膠散

黃連二兩去　阿膠搗碎炒令黃燥　黃蘗各一兩微炙剉
栀子仁兩半

右仵藥捣為末，每服四錢，以水一盏，煎
至七分，去滓，不計時候溫服。

活人書，仲景生姜瀉心湯。

乾姜　黃芩　甘草各半　人參各一兩半
黃連兩　半夏一兩一分

2204

右剉如麻豆大，每服抄五錢匕，水一盞半，

生姜七片，枣子二枚，煮至一盞，去滓服，

長沙醫者丁時發傳治小兒傷寒煩躁热大

使不止，荔藤散，

荔藤根　　　麥門冬　　　甘草 炙

柴胡 一分，杵去　　葛根 各半
兩

枇杷葉 毛，炙黄，

右為末，每服一錢，水一盞，煎七分温服，

傷寒口內生瘡并喉痛第十三

巢氏病源小兒傷寒口生瘡候，傷寒是寒氣

客於皮膚，搏於血氣，摟理閉塞，氣不宣泄，蘊

積生熱，故頭痛躰疼而壯熱也，其口生瘡者，

热毒氣在藏上衝，胸膈氣發於口，故生瘡也，

劉氏病源小兒傷寒咽喉痛候，傷寒咽喉痛

者，是心胸热盛氣上衝於咽喉痛，故令痛若挾

毒則喉痛結腫，水漿不入，毒还入心煩悶者

死，

活人書論傷寒小兒大人治一般，但小分剂

藥差凉耳，問咽喉痛何也，咽喉痛有陰陽二

證，脉浮数，面赤斑斑如錦紋，咽喉痛唾膿血

者，此阳毒也。在第四卷第四问，第四曰：发躁者，此阳毒也。往走妄言，而赤咽痛身斑斑如锦纹，或下利赤黄，而脉洪实，何也。此名阳毒，也。伤寒病若阳独盛，阴气暴绝，或发躁狂走，妄言面赤咽痛身斑斑如锦纹，或下利赤黄，脉洪实，或骨沉宣。用酸苦之药，令阴气复而得解矣。荠苨酒汤、阳毒升麻汤、大黄散大汗解矣。荠苨苦酒汤、阳毒升麻汤、大黄散栀子仁汤、黑奴圆，可选而用之。近人治伤寒脉洪大，内外结热，舌焦黑鼻中如烟煤则宣以水渍布薄之置布数重新水渍之稍换用以水浸新水日数十易热甚者置病人於之仍数渐新水日数十易热势稍退去水拾炭火脚上须臾蒸热又渍渐新水日数十易水中热势稍退则已亦良法也。脉沉逢于足厥冷或吐痢而

咽中痛，此为少阴证也。病源云，此为下部脉都不至，阴阳隔绝邪客於足少阳之络毒气上衝，故咽喉不利或痛而生痛也。伤寒脉阴

陽俱緊反汗出者少陽也此屬少陰法當咽
痛而後吐利此候汗熨俱不可汗出者葉
本粉傅之咽喉痛者甘草湯桔梗湯豬膚陽
半夏散通脉四逆去芍藥加桔梗湯麻黄升
麻湯可選而用之又有伏氣之病謂非時有
暴寒中人伏氣於少陰經始不竟旬月乃發
脉微弱怯先咽痛似傷寒非喉痹之病次必
下利如用半夏桂甘湯次四逆散主之此病
又一二日便差古方謂之腎傷寒也

活人書治小兒傷寒變熱毒病身熱面亦口

2208

躁心腰堅急大小便不利或口瘡或因壯熱

或四肢牽掣驚仍作癇瘲時發時醒醒後身

熱如火者十物升麻湯

治人書治胃中客熱口臭不思飲食或肌煩

不欲食齒齦腫疼膿血舌口咽中有瘡赤眼

目臉腫重不欲開瘡疹已發未發並宜服井

露飲子〔方並見本門〕

治人書葶藶苦酒湯

　　　葶藶一合　熬析膏

苦酒一升半〔米醋是也〕

生艾汁半升〔無生艾煮熟艾

生艾汁汁或用艾根搗取汁〕

2209

右件煎取七合作三服

活人書陽毒升麻湯

升麻 分二　犀角屑　射干

黃芩　人參　甘草 分各一

右剉如麻豆大以水三升煎取一升半去

滓飲一湯盞食頃再服溫覆手足出汗則

解不解重作

活人書大黃散

川大黃 乙兩半炙微剉碎　桂心 分三剉

大腹皮 一兩各剉

甘草 赤剉　木通 剉

2210

川芒硝二两

桃仁贰拾壹枚，汤浸去皮尖、双仁，麸炒令微黄

右件捣为麤末，每服四钱，以水一中盏，煎至六分，去滓，不计时候温服，以通利为度。

活人书　栀子仁汤

栀子仁

知母

赤芍药

大青　各一两

柴胡　去苗一两半

川升麻　去皮尖双仁

黄芩　两

杏仁　汤浸去皮尖麸炒微黄

石膏　两

甘草　半两微赤剉

右件捣为麤末，每眼抄四钱，以水一中盏，入生姜半分，豉一百粒，煎至六分，去滓不

計時候溫服、

活人書、黑奴圓、方見傷寒發渴門中、

活人書、仲景葉本粉方見傷寒自汗門溫粉法中、

活人書、仲景廿草湯、

廿草二兩

右剉如麻豆大、每服抄四錢七、水一盞半、

煮至六分、去滓溫服、日二、

活人書、桔梗湯、

桔梗一兩　　廿草二兩

右㕮咀如麻豆大，每服抄五錢匕，水一盞半

煮至八分去滓，溫分再服。

活人書仲景豬膚湯

豬膚　錢半　二兩六

右一味以水二大白盞半，煮取一盞許去

滓，加白蜜一合半，白粉一合。

活人書仲景半夏散

半夏洗湯　　桂枝去皮　　甘草炙

右等分各別搗篩已，合和治之，每服三盞

水一盞，煎八分令冷，少少嚥之。

活人書、仲景通脉四逆湯、去芍藥、加桔梗湯

方見傷寒嘔噦門中、

活人書仲景麻黃升麻湯、

麻黃 二兩半、去節　升麻

知母　黃芩

芍藥　天門冬 去心　桂枝 去

茯苓　甘草 炙　石膏 碎綿裹

白术　乾姜 各一分　萎蕤 各三分　當歸 各一兩

右剉如麻豆大、每服抄五錢七、水一盞半、

煮至八分、去滓溫服、相次一炊久、進一服、

汗出愈

活人書仲景半夏桂枝甘草湯

半夏　　甘草炙　　桂心

右等分剉如麻豆大每服四錢匕水一盞
半煎七分放冷少少含嚥之夏裛同
与古方半

活人書仲景四逆散方見傷寒欬嗽門中

活人書仲景十物升麻湯方

升麻　　白薇　　麻黃各半

萎蕤　　柴胡　　甘草兩

黃芩一兩　朴消　　大黃

2215

钩藤 _{各一分}

右剉如麻豆大，每服三钱，水一盏，煎至七

分，去滓，下消再煎化，温服。

活人书甘露饮子方。

熟乾地黄　生乾地黄　天门冬

麦门冬 _{心去焙}　枇杷叶 _{毛去}　枳殻 _{去瓤炒}

黄芩　　　石斛 _{苗去}　　山茵蔯

甘草 _{炙各等分}

右为细末，每服二钱，水一盏，煎至六分，去

滓，温服，食後临卧。

巢氏病源小兒患斑毒病候，斑毒之病，是熱毒入胃而胃主肌肉，其熱挾毒蘊積於胃，毒氣熏發於肌肉，狀如蚊蚤所嚙，赤斑起周匝遍軆，此病或是傷寒或時氣或時溫病皆由熱不時歇，故熱入胃變成毒乃發斑也。凡發赤斑者十死一吐，黑者十死一生。

漢東王先生家寶斑瘡水痘病證論，凡嬰孩小兒傷寒溫壯蘊積發熱，熱積發熱，熱積發氣入胃胃主肌肉，其熱蘊積於胃，毒氣熏發於肌肉，狀

如蚊子所囓變成斑毒赤者生黑者㖭如得
此候宜用麥湯散三貳眼解之宜下透關散
三兩眼更進敗毒散三二眼如下前藥不退
須進槐花散一眼四方並見微利用觀音散本門中
調胃方見胃氣不和門中及再用七寶輕青丹傷寒門方見單
依前資次用藥
活人書論傷寒小兒大人治一般但小分劑
藥差涼耳問發斑者何也發斑有二證有溫
毒發斑有热病發斑溫毒發斑是冬月觸冒
寒班至春始發已於第六卷溫毒門論之矣

2218

第六卷温毒門間初春病人肌肉發斑瘄疹如錦紋或欬心悶者何也此名温毒也

温毒發斑者冬時觸冒寒毒至春始發病初在表或一發汗吐下而表証未罷毒不散故發斑黑膏主之又有冬月温煖人感辛庚之氣冬味即病至春或被積寒所折毒氣不得泄至大氣喧熱温毒始發則肌肉爛瘭疹如錦紋而欬心悶但喧清汁葛根橘皮陽主之黃連橘皮陽尤佳

若熱病發斑與時氣發斑並同或未發汗或已經汗下而热毒不散表裏實热毒乘虛出炭皮膚所以發斑瘄瘰疹如錦紋俗名麮瘡素問謂之疹氣热乘虛入胃故也下之太遲热留胃中亦發斑或喉热藥道多亦發斑微者赤斑出五死一生劇者黑班出十死一生大抵發斑不可用表藥盖表虛裏實

若發其汗，重令開泄，更增斑爛也，皆當用化斑湯，此方乃白虎加人參湯中添入薑糵也。元參升麻湯、阿膠大青四物湯、豬膽雞子湯、或與紫雪大抄，可下者用調胃承氣湯。暑月病陽重者，常豆豉候見，微者斑即急治之。

嬰童寶鑑·小兒斑毒歌

傷寒毒熱胃中存，忽作斑瘡出滿身若見口脣烏似墨，只應長往在逡巡。

小兒形證論四十八候候傷寒胃發斑歌

傷寒胃熱作斑瘡，倒壓因風氣受傷檟

惠济小儿斑毒候歌

汗内虚多紫黑大者为阴少者阳

斑毒常推是豆疮，师并肾藏有风伤浑

身壮热盛四肢冷，肺裏烦冤痛莫当胃

发连皮肌肉下，好友心热寒清凉次與

调胕仍赶趁灘吟舌黑在隄防

仙人水鑑治孩子赤斑瘡方

牙硝 六 地龍 一 赤小豆
分各少許若無薰陸
薰陸香 香以川欝金代之、

右以新汲水調二錢塗取差、

聖惠治小兒熱毒發班不止心神煩喝大青

散方

大青　　　元參　　　川升麻

川大黄劉碎微炒　甘草炙微赤劉　栀子仁各半兩

右仲藥擣篩為散每服一錢以水一小盞

煎至五分去滓不計時候温服量兒大小

加減服之

聖惠治小兒陽毒壅盛發班心躁皮膚焮痛

犀角散方

犀角屑　　　川升麻　　　白鮮皮

2222

栀子仁　漏蘆　川大黃剉碎微炒

甘草炙微剉　赤芍藥各半兩　寒水石一兩

右件藥，擣篩為散，每服一錢，以水一小盞，

煎至五分，去滓，不計時候，量兒大小分減

溫服。

聖惠治小兒斑瘡犬便壅滯心神煩躁宜服

大黃散方。

川大黃剉碎微炒　甘草炙微剉　黃芩

枳殼麩炒微黃去瓤各半兩

右件藥，擣細為散，不計時候，以新汲水調

下一錢三歲已下可服半錢、

聖惠又方

犀角屑　　川升麻分各一　甘草半分炙微亦剉

川大黄半兩剉碎微炒

右件藥搗麁羅為散、每服一錢、以水一小

盞煎至五分去滓、量兒大小、分減服之

聖惠治小兒發斑、散惡毒氣方

右以生葵菜葉絞取汁、少少與服之、

聖惠治小兒斑瘡及疹豆瘡、心神躁煩眠卧

不安青黛散方

青黛半兩

右細研青黛為散，每服暖磨刀水調下半
錢，日三服，更量兒大小加減服之。

聖惠又方

右煮黑豆汁塗徐溫服之

漢東王先生家寶治孩嬰小兒傷寒欬嗽溫
壯水豆麥湯散方

地骨皮炒　　甘草灸　　滑石各半分

麻黃節去　　人參　　　知母

羌活　　　　大黃用濕紙裹煨令熟切

2225

甜葶藶 各一分 用帛隔炒

右為末、每服嬰孩小兒一字、或半錢、五四

歲一錢、以水一藥注、或半銀盞入小麥、或

七粒或十四粒、煎十數沸服、

漢東王先生家寶治嬰孩小兒斑瘡水豆、心

躁發渴、大小便不通及小便赤色、口舌生瘡、

通心經、透關散方、

地扁竹 枝葉焙 半兩取嫩

大黃　　木通 梗去皮　　山栀子仁 炒一分

滑石　　瞿麥 去粗　　車前子 炒各　　甘草 一分 各

2226

右為末，每服嬰孩一字，二三歲半錢，四五歲一錢，以水一藥注，或半銀盞，入紫草三寸，煎十數沸，溫服。

漢東王先生家寶治嬰孩小兒斑瘡水痘，退熱解躁敗毒散方

芍藥　甘草（炙，各一錢）　雄黃（一錢，醋炙）

右為末，每服嬰孩一字，二三歲半錢，四五歲一錢，蜜湯調下。

漢東王先生家寶治嬰孩小兒斑毒不退，槐花散方

槐花　赤豆二錢（各炒）麝香少許

右為末，每服嬰孩半字，用麥湯調下，三四歲一字已上，用溫酒調下，只進一服，如腹中微利，即用調胃觀音散補之，方見胃氣不和門也。

活人書黑膏方

生地黃半斤切碎　好豉一升

右二味，以豬膏二斤，合露之煎令三分減一，絞去滓，用雄黃麝香如大豆者內中，攪和，盡服之，毒便從皮中出則愈，忌蕪荑。

活人書葛根橘皮湯

葛根　橘皮　杏仁 去皮尖 研炒

知母　黄芩　麻黄 即去

甘草 炙各半兩

右剉如麻豆大每服五錢以水一盞半煎

至一中盞去滓溫服

活人書黃連橘皮湯

黄連 四兩　橘皮　杏仁

枳實 去瓤　麻黄　葛根

厚朴　甘草 各一兩

右剉如麻豆大每服抄五錢匕用水一小

2229

盞半、煎至一盞、去滓服下痢當先止

活人書化斑湯、

人參　　石膏各半兩　蔞蘙

知母　　甘草分各一

右剉如麻豆大、每服抄五錢匕、水一盞半

入糯米一合、煎至八分取米熟為度、去滓、

溫服、

活人書、元參升麻湯、

元參　　升麻　　甘草半兩灸各

右剉如麻豆大、每服抄五錢匕、以水二盞

半、煎至七分、去滓温服。

<u>活人書、阿膠大青四物湯。</u>

大青四兩　阿膠　甘草各炙一兩

豉八合

右剉如麻豆大、每服抄五錢七、以水一盞

半、煎至一盞、濾入膠再煎令洋、

<u>活人書、豬膽雞子湯。</u>

豬膽　苦酒各三　雞子一枚

右三味和合、煎三沸、強人盡服、羸人煎六

七沸、眼、汗出差。

2231

活人書仲景調胃承氣湯方見傷寒自汗門中。

傷寒發黃第十五 亦名黃病 餘發黃附

巢氏病源小兒黃病候黃病者是熱入於脾胃熱氣蘊積與穀氣相摶蒸發於外故皮膚悉黃眼亦黃輝與胃合候肌肉俱象土其色黃故皮膚肉熱積蒸發令肌膚黃此或是傷寒或時行或溫病皆由熱不時解所以入胃也。凡發黃而下痢心腹滿者死。診其脈沉細者死又有百日半歲小兒非關傷寒溫病而

身微黃者亦是胃氣熱慎不可灸也，灸之則

熱甚，此是將息過度所為，微薄其衣數與除

熱粉，撲粉之自歇，不得妄與湯藥及灸也。

活人書論傷寒小兒大人治一般，但小分劑

藥差涼耳，問發黃者何也，病人寒濕在裏不

嚴，熱蓄於脾胃腠理不開，瘀熱與宿穀相薄，

鬱蒸不消化，故發黃，漢賛南方暑濕近夏癉

多黃為癉，濕熱相薄，民病癉，甚為附腫。

然發黃與瘀血外證及

脈俱相似，但小便不利為黃，小便自利為瘀

血，要之發黃之心脾蘊積發熱引飲，脈必浮

滑而緊數若瘀血證即如狂大便必黑此為

異耳凡病人身體發熱頭面汗出身無汗劑

頭而止渴引水漿小便不利如此必發黃茵

蔯蒿湯五苓加茵蔯散也茵蔯蒿湯十分五苓散五分二件拌

勻每服三錢溫水調下日三服病人服得湯小便利如皂莢

汁亦一宿腹減則黃從小便中出也古人云

治濕不利小便非其治也在裏由小便不利

而致栀子蘗皮湯麻黃連翹赤小豆湯可選

也大抵發黃若瘀然黃者瘀熱

而用之又方傷寒欲發黃者急用瓜蒂末口

含水搐一字許入鼻中出黃水甚驗即用茵

陳湯調五苓散服之最良又問白虎諸亦身

熱煩渴引飲小便不利何以不發黃答曰白

虎與發黃證相近遍身汗出此為熱越白虎

證也頭面汗出頸巳下都無汗發黃證也又

問太陽病一身盡痛發熱身如熏黃者何也

太陽中濕也仲景云傷寒發汗已身目為黃

所以然者以寒濕在裏不解故也以為不可

下也於寒濕中求之問曰一身盡痛發熱身

黃小便不利大便反快也何也此名中濕也

風雨襲虛山澤蒸氣人多中濕濕流關節須

身体煩痛其用麻沉緩為中濕麻細者非也至

一身盡痛發熱身黃小便自利者术附湯若

小便不利，大便反快，當利其小便，宜甘草附子湯、五苓散主之。麻黄加白术湯。又問病人脉弦浮大而短氣、腹都滿、脇下及心痛，久按之氣不通、鼻乾不得汗、嗜卧、一身及目悉黄、小便難、有潮熱、時時噦嗽者何也、少陽中風也。小柴胡湯主之。

千金治小兒傷寒發黄方。

搗土瓜根汁三合、服之。（聖惠、取土瓜根汁和、漸漸眼之、一大合、蜜半匙、相眼之、

千金又方、

搗青麥○汗眼之。

千金又方、

搗韭根汁澄清、以滴兒鼻中大豆許、即出
黄水差、

千金又方、

小豆三七　瓜蒂十四枚　糯米粒十四

右三味爲末、吹鼻中、用四十粒、乃云用藥、聖惠、以糯米爲粳米

蒹豆大吹鼻中、

有黄水出立差、

外臺近效療大行三日外、若忽覺心上坊滿

堅硬脚手心熱則變爲黄不療殺人秦艽湯

方、

秦艽　　紫草　　白鮮皮

黃芩　　栀子仁　各一兩

右五味切，以水一大升半牛乳一大升煮

取七合，分為二服，老小以意量之一劑不

愈更與一劑試有効

廣利方，治小兒忽發黃面目皮肉並黃

生葛蘡根搗取汁二合蜜一大匙二味暖

相和，分再服，

經驗方，治遍身如金色，

瓜蒂　津拾玖　筥湏是六月六日收著為末。

丁香四十九箇入井鍋

燒、烟盡為度、知研。

右同研勻、小兒用半字吹鼻內、及揩牙

聖惠治小兒黃病身如橘色茵陳散方

茵陳　　　　川芒硝<small>各一兩</small>　梔子仁

川大黃<small>剉微炒</small>　黃芩

木通<small>剉</small>　　寒水石<small>各半兩</small>　犀角

右件藥擣篩為散、每服一錢、以水一小盞、

煎至五分、去滓、不計時候、溫服、量兒大小

加減服之、

聖惠治小兒天行病發黃心腹脹急、三黃散

方

川大黄 微炒刬碎　黄芩 各一两半　栀子仁 一分

右件药捣粗罗为散，每服一钱，以水一小盏，煎至五分，去滓，不计时候温服，更量儿大小加减服之。嬰孺用三物各十分，水三升二合，猛火煎取一升二合，百日兒一合半，一二岁分四服，取利。

聖惠治小儿脾胃热毒致肌肉变黄小便亦色，心中烦燠茵蔯丸方

茵蔯 炙微　栀子仁　川大黄 微炒刬碎

甘草 赤刬　秦艽 去苗　各一两　川朴消 两半

2240

右件藥擣羅為末，錬蜜和丸，如菉豆大，不

計時候以溫水下五丸，量兒大小，加減服

之。

聖惠治小兒諸黃大黃散方。

川大黄　剉碎微炒　黄連　湏去

黄芩　　梔子仁各半兩　蘁蘁根

右件藥擣麤羅為散，每服一錢，以水一小

盞，煎至五分，去滓，不計時候溫服，量兒大

小，以意增減。

聖惠治小兒熱毒攻脾胃，遍身俱黃，小便赤

涩，大便难，心神躁热，两目亦黄，升麻丸方

川升麻　龙胆去芦　栀子仁去

黄芩　川大黄微炒　秦艽苗

甘草炙微赤　各半两

右件药捣罗为末，炼蜜和丸如桐子大不

计时候，以新汲水，研下三丸，三岁已上，加

丸数服。

圣惠治小儿诸黄，心膈壅闷，宜眼大黄丸方

川大黄剉碎　甜葶苈隔纸炒令紫色

茵陈各半两

右件藥搗羅為末，鍊蜜和，丸如桐子大，不
計時候，以新汲水研下三丸。量兒大小，增
減服之。

墜惠治小兒渾身及面色俱黄宣，服黄瓜圓
方。

黄連去鬚 一兩　胡黄連 兩半

右件藥搗羅為末，用黄瓜一枚去瓤，留一
小蓋子入藥末後，以蓋子蓋定，用大麥麵
裹燒令麵勻熟，去麵搗熟圓如菉豆大。七
歲兒每服以溫水下七圓。看兒大小，加減

丸數服之、

聖惠又方、

秦艽半兩

右件藥搗細羅為散，每服一錢，以牛乳一
合煎一兩沸，去滓不計時候，溫服三歲已
下即可半錢。

嬰孺治小兒發黃茵陳湯

茵陳　　　升麻　　　黃芩

柴胡　　　知母 各一錢　羚羊角 屑 八分

大黃　　　石膏 二分　　梔子 錢一

瓜蒂箇七　藍葉切一升

芍藥太分

甘草灸二分

右切，以水五升煮一升半，一二歲為八服，

四歲五歲為四服，量兒大小與之。

張渙治傷寒時氣熱入於胃與穀氣相薄蒸

發肌肉，使面目皮膚悉黃謂之黃病，亦名發

黃蘆根湯方。

蘆根一兩　茵蔯　山梔子

黃芩　甘草灸各半兩

右件為細末，每服一錢，以水八分，薄荷

2245

栗、煎至五分、去滓温服

鵾澜子苓散方、治黄病、

黄芩　蔛藋根　茯神兩各一

胡黄連　甘草炙半兩各

右件擣羅為細末、每服一錢、以水八分煎

至五分、去滓、放温服、

鵾澜茵蔯湯方、治小兒發黄等病、身如橘色

山茵蔯　山梔子仁兩各一

川大黄　川芒硝

寒水石兩各七

右件捣罗为细末，每服一钱，以水八分煎

至五分去滓温服。

猥溪三黄散方治黄病。

川大黄 剉碎微炒 一两、

黄连 去须 各半两

黄芩

右件捣罗为细末，每服一钱，以水一盏，煎

至五分，去滓，温服，食后。

活人书仲景茵陈蒿汤。

茵陈蒿 嫩者 二两半

栀子 枚半

大黄 半两 去皮

右剉如麻豆大、以水二大白盞、先煮茵蔯

減半盞、次內二味、煮八分、去滓、溫服、日三

服小便當利尿如皂莢汁狀、色正赤、一宿

腰減黃從小便中去也。

活人書、五苓加茵蔯散方、在證注中。

活人書、仲景梔子蘗皮湯。

梔子 八枚　　黃蘗 一兩　　甘草 炙半兩

右剉如麻豆大、每服抄五錢匕、以水一盞

半煮至七分、去滓溫服。

活人書、仲景麻黃連翹赤小豆湯。

麻黃 去節　連軺 連翹根是也　甘草 炙 各一兩

赤小豆 一斤半　生梓白皮 切二兩半

杏仁 二十枚 去皮尖

右㕮咀如麻豆大每服抄五錢匕生姜四片

棗子一枚水一盞半煮至八分去滓温服

活人書仲景小柴胡湯方見頭汗門中

活人書仲景术附湯

白术 二兩　附子 一箇 半　甘草 炙 一兩

右㕮咀如麻豆大每服抄五錢匕生姜五片

棗子一枚水一盞半煮至七分去滓温服

日三服一服覺身痺半日許再服三服都
盡其人如冒狀勿怪也即是附子與术並
走皮中逐水氣未得除故使之耳法當加
桂一兩其大便堅小便自利故不加桂也

甘草　　　　　　　白术　各一

桂枝　　二兩　　　　附子　炮一枚

小便不利者加茯苓一兩半炮气

右剉如麻豆大每服抄五錢匕以水一盞

半煮至七分去滓溫服汗出即解

2250

活人書麻黃加术湯

麻黃 一兩　桂枝 去皮 一兩　甘草 炙

蒼术 各半兩　杏仁 去皮尖 三十五枚

右剉如麻豆大每服抄五錢匕以水一盞

半煮至八分去滓温服

傷寒餘热不退第十六

傷寒餘热往来候傷寒是寒

巢氏病源小児傷寒餘热往来候傷寒是寒

氣客於皮膚搏於血氣腠理閉蜜氣不宣泄

蘊積生热使頭痛躰疼而壯热也其餘热往

来者是邪氣與正氣交争正氣勝則邪氣却

2251

散故寒热俱歇若邪氣未盡者時干於正氣

正氣為邪氣所干則壅否還热故餘热徃未

不已

巢氏病源小儿傷寒已後得下後热不除者

餘勢未盡故其狀肉常溫溫赤热也

聖惠夫小儿傷寒若四五日後热即入裏即

宜下之下之得利後热猶不除者是餘热未

盡故也

漢東王先生云小儿發热日中可夜而热甚

天胡後涼謂之傷寒餘热未解矣

聖惠治小兒傷寒二三日已服藥得汗後餘
熱未除宜服逐毒氣葳蕤散方

葳蕤　　　川大黃炒　川升麻

甘草赤剉微　黃芩　大青兩　各半

右件藥擣麄羅為散每服一錢以水一小

盞煎至五分去滓不計時候量兒大小加

減服之

聖惠治小兒傷寒汗利已後餘熱不除口乾

心煩不欲乳食黃蓍散方

黃蓍　　知母

赤茯苓　甘草 炙微赤剉　黃芩 各一分

麥門冬 去心焙 半兩去

右件藥搗麤羅為散，每服一錢，以水一小

盞，煎至五分，去滓，不計時候溫服，量兒大

小加減服之。

聖惠治小兒傷寒得汗利後，餘熱不除，心神

煩躁，夜臥不安，黃連散方

黃連 去須
赤茯苓
黃芩

大青
人參 去蘆頭
地骨皮

川升麻
甘草 各一分 炙微赤剉

犀角屑半分　麥門冬半兩去心焙

右件藥捣麁羅為散，每服一錢，以水一小盞，煎至五分，去滓，不計時候溫服，量兒大小加減服之。

聖惠治小兒傷寒，汗利已後，餘熱不解，身體疼痛，心神虛煩，不思乳食，麥門冬散方。

麥門冬去心　川升麻　柴胡去苗

前胡去蘆頭　元參　犀角屑

子芩　葛根　赤芍藥

甘草炙微赤剉各一分

2255

右件藥搗麁羅為散每服一錢以水一小

盞入生姜少許煎至五分去滓不計時候

溫眼量兒大小以意加減

聖惠治小兒傷寒後餘熱不除心神不安宜

眼茯神圓方

茯神

朱砂 各半兩

白鮮皮

車前子 各一分

右件藥搗羅為末與鐵粉朱砂同研令勻

麥門冬 焙去心　鐵粉

犀角屑　栀子仁

川升麻　元參

錬蜜和丸，如菉豆大，不計時候，以溫水下

五圓，量兒大小加減服之，

聖惠治小兒傷寒後餘热不除，四肢不利，宜

用此湯浴方，

川大黃　甘草　防風 去芦頸

丹參　白术 兩 各半　雷圓 分三

右件藥，擣，羅為散，每服用一兩，以水三

升，煎至二升半，去滓，看冷热，於密室中浴

兒後，宜避風，隔日再用，　嬰孺方，先用豬脂

和此藥摩兒頸至

足，令遍身，又取三指撮，白水在內

和三升，煮三沸，浴兒，謂之摩膏方，

太醫局白虎湯治傷寒大汗出後表證已解

心胃大煩渴欲飲水及吐、或下痢後七八日、

邪毒不解、熱結在裏表裏俱熱時時惡風大

渴舌生乾燥而煩欲飲水數升者宜服之又

治夏月中暑毒汗出惡寒身熱而渴

石膏洗二十　知母十兩　甘草　煅七十

右為細末每服三錢以水一盞半入粳米

三十餘粒煎至一盞濾去滓溫服小兒量

力少少與之或加人參少許同煎亦得食

後服此藥立夏後立秋前可服春時及立

秋後并亡血虚家、並不可服。治傷寒本當當取仲景白虎

湯方証牽引、緣心方叙出邪

毒不解、热結在裏、故再收之。

【嬰孺】治傷寒除热粉散、

雷圓 三　牡蠣　桂心 各一兩

右為粉以粉兒身上

張渙清凉湯方、解傷寒邪热餘毒、

當歸　大黃　生地黃 各一兩

芍藥　甘草 半兩 各

右件藥搗羅為細末、每服一錢以水八分、

入竹葉薄荷各少許煎至五分、去滓温服、

2259

長沙醫者丁時發傳黃耆散方治小兒傷寒

汗利已後餘熱不除，口乾心煩不欲乳食。

黃耆　　　　知母　　　　茯苓

人參　　　甘草一錢各　麥門冬去心半兩

右為末每服一錢水一小盞煎至五分去

滓不計時候服。

傷寒勞後第十七

活人書論傷寒小兒大人治一般但小分劑

藥差涼耳問傷寒差後發熱者何也此名勞

食後也病新差血氣尚虛津液未復因勞動

生热热氣既還後入經絡名曰勞後仲景云

傷寒差己後更發热小柴胡湯主之麻浮者

以汗解宜柴胡湯桂枝湯麻實者以下解胡湯又大

病差後勞復者枳實梔子湯主之千金勞後

起死人麥門冬湯又有食後者大病新差脾

胃尚弱穀氣未復強食過多停積不化因爾

發热名曰食後大抵新病差多因傷食便作痞乾噫食嗅腹中雷鳴下爾

姜瀉心湯仲景於枳實梔子湯証云若有等証可与生

宿食内大黄如愽暴子五六枚服之愈黄帝曰热

甚而強食故有呎遺也若此者皆病已衰而病已愈時有呎遺者何也岐伯曰諸遺者热

热有所藏，因其教食相薄而热相合，故有所遗也。帝曰：善治遗奈何？岐伯曰：视其虚实，调其逆从，可使必已。食肉则遗，此其禁也。

后多食则遗，此其禁也。广济疗患劳复，雄鼠屎散方，许仁则七味葱白汤皆可选用之耳。

千金要治小儿伤寒病久不除，差后复剧瘦瘠骨立，五味子汤。

五味子一铢　甘草炙　当归各十铢

芒硝五铢　石膏一两　大黄二铢

麦门冬　黄芩　前胡

黄连各六铢

右十味哎咀，以水三升，煮取一升半，服二

合得下便止，計大便增減服。

外臺療傷寒瘥令不復白芷散方。

白芷 分十一 白术 分十 藭蒌 分五

枯梗 分四 細辛 分二 附子 炮去 炮去

乾姜 桂心 分各二 防風 分八

右九味擣篩為散，以粳米粥清服一錢匕

食已服二錢，小兒服一錢，常以雞子作姜

喫粳米飯，多少與病人服之，亦未火常雞

子羹粳米飯和服藥訖，即扶起令行步，仍

櫛頭洗于面食輒服之、劳行如前則不復

沾云、数用佳范汪同忌豬肉桃李雀肉胡

荽蒜青魚鮓生葱生菜、一方有人參三分

活人書、仲景小柴胡湯方、見傷寒頭汗門中

活人書仲景柴胡桂枝湯、

柴胡 一兩

半夏 三錢字洗 一甘草 炙 半兩

桂枝 皮去 黄芩 人參

芍藥 分各 三

右剉如麻豆大、每服抄五錢匕、尘姜四床

棗子一枚水一盞半、煎至八分、去滓温服、

活人書仲景大柴胡湯方，見傷寒嘔噦門中

活人書仲景枳實梔子湯，

枳實二枚去
穰麩炒　梔子七枚
肥者　　　豉一
　　　　　兩

右以清漿水二盞半空煎退八分內枳實
梔子取九分下豉再煮五六沸去滓溫服
覆令汗出若有宿食內大黃如愽棊子五
六枚同煎。

活人書麥門冬湯，

麥門冬一兩　甘草二
　　　　　　　兩

右剉如麻豆大，先用水二小盞入粳米半

2265

合煎令味熟，去米，約得水一小盞半，入藥

五錢，棗子二枚，竹葉十五片，同煎至一盞，

去滓服，不能服者，綿滴口中

活人書仲景生姜瀉心湯方見傷寒下痢門

活人書廣濟雄鼠屎散方

栀子 十四枚劈

雄鼠屎 二七枚，兩頭尖者是

枳殼 二枚，炙

右為麄末，每服四錢，以水一盞半，入蔥白

二寸，豉三十粒，同煎一盞，分二服，勿令病

人知鼠屎。

《活人书》许仁则七味葱白汤。

葱白 连须,切, 乾葛 切,三 新豉 半合,绵裹
牛升

生薑 切,一 麦门冬 去心 生地黄 两,三
合

劳水 一斗,以杓扬之,干过,名劳水。
水

右前药用劳水煎之,三分减二,去滓,分二

服,渐々覆之,取汗。

《圣惠论》夫喉咙者,气之所以上下也,喉厌者,

声之门户也,舌者声之机,口者声之扇也,风

寒客於喉厌之间,故卒然无音者,皆由风邪所

伤故致失音不语也。其小儿伤寒失音者，风寒邪气之所伤也。

茅先生小儿伤寒失音语不得方

金毛狗脊　甘草　各等分

右为末。每服一钱，用黄蜡一块指头大，水六分同煎四分服。

集验方治小儿伤寒不语

桂　大指面

右含呋，渐々声音如旧。

王氏手集治大人小儿感风寒失音，三拗汤。

2268

麻黃〈不去節〉、甘草〈炙不...〉　杏仁〈不去皮尖〉

右三物等分、每服三指撮、水一大盞煎至

七分去滓時時溫溫呷

傷寒變疸第十九

石壁經三十六種內傷寒變疸候歌

先前五日臉紅鮮、〈鳳髓經第一句云一〉

見生人怕又驚、〈己前七日脣腰青、此兩句云、傷〉

青怕喬觀肖前如瘇子、〈寒變疸七日前、兩頰脣〉

語言喬觀肖前如瘇子、胸前赤〈鳳髓經云、喬然〉〈胸前亦聞臭〉〈亦色〉

漸同梅李一般形、血光齒上時聞臭指

甲無紅色似銀、會者可醫魚若病不識

言風道熱驚用藥表胛涼上膈心涼

疰伏始安寧

鳳髓經

經歌括一同兩句小異外有注云宣典

二聖散表出。參子門中。

四十八候傷寒變疰歌一同後云此候指甲

白于上有血為證表發只用參苓散涼心經方見慢驚風門

用南星圓。方見傷寒門。不退用解表散驚風門

去毒托裏散亦可。方見疹門中。

四十八候治嗽化痰。參苓散。

人參　　麻黃　　甘草炙

凝冬花分各　半夏

凝冬花分各　半夏　小者如魚眼大
膈浸十二次

草藶錢各半　馬兜苓筒
三

右末每服半錢用桑白皮湯下

傷寒變疹第二十

石壁経｜三十六種內傷寒変疹子候歌

預先五日戰如寒不竟看末又似瘤終

發有同梅李樣眼睛青茗嫩紅鮮手心

如火髮毛立腫裏任言卧不安躁烝嫌

人撥于瞳又生喘急氣相連二三歲時

為疹子此候須知有病源知者莫令通

2271

藏腑之将圓散表心問能催疹子添光大

鳳髓經云疵散七日如期定卻妥
疹生如片火

此傷寒不曾表内證故今毒氣攻内而未

曾安也

又凡在冬月春夏初切在精明色候慎不

可峻驚風一例而治若有候但依前旬必

無夭枉者矣

鳳髓經歌拓同有注云宜與二聖散表出後

用牛蒡散解門中。方見本

小兒形證論四十八候傷寒變疹子歌一同

2272

後云，此候先有蘊熱忽至風傷腠理，發熱狂

言氣忽生涎用天南星圓退心間風涎，微用

解表退傷寒量虛實宣瀉托裏散勻氣如不

宣卒未安，見本門　一方蓋

小兒形證論四十八候傷寒變疹子歌後云

此候初如傷寒或似驚風涎，要辯別子細，既

是出在皮膚只宜平和湯藥解表勻氣更量

實肌脉肥瘦，聊與通利關竅勻氣，諸家痘疹

說若皮膚中未見乃可通利若是已在皮膚

切忌通利也，蓋內虛即毒氣反入能損人命，

鳳髓經　二聖散治小兒疹痘欲出不出服此

發出、

浮萍　　香白並_分各等

右為細末，每服半錢，或一錢麝香酒下、

鳳髓經牛蒡散治小兒疹痘不出，或用藥發

出後餘熱未退發渴熱水乃下血藥此解_{斑疹用藥此解}

甘草節　荆芥穗　牛蒡子炒

右㕮咀分為末，每服一錢半，解毒薄荷湯下、

未出紫草湯下進數服若方下心樂

小兒形證論四十八候天南星丸方治急驚

風因赤躰或浴或變蒸遂傅留不去因滯潮

2274

热水可服。

天南星一箇去皮　朱砂一钱　蝎半钱

輕粉少許

右為末，酒麵糊圓如菜豆大，每服七粒，薄

荷湯下，日進二服。

四十八候治傷寒瘭瘡疹通關勻氣托裏散

人參　麻黃去節　甘草節各一

白术　蔓荊子　紫草钱各一

白伏苓半两　升麻半分

右末一钱，瘡未出，用好酒調下，如已出香

2275

熟水調下

幼幼新書第十五卷

幼幼新書

十六

刻陳本作嗽

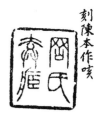

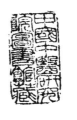

幼幼新書卷第十六

刻嗽諸疾

凡十一門

咳嗽第一

欬逆第二

喘欬上氣第三

欬嗽作呼呷聲第四　鰕躬附

欬嗽聲不出第五

欬嗽差而嗽作

驚膈嗽第六　驚差而嗽作

傷風嗽第七

痰嗽第八

寒嗽第九

諸端忽附

2279

热嗽第十

久嗽第十一

欬嗽第一

巢氏病源小儿嗽候，嗽者由风寒伤於肺也。
肺主气候皮毛，而俞在於背，小儿解脱脱风寒
伤皮毛，故因从肺俞入伤肺，肺感寒即嗽也。
故小儿生须常暖背，夏月亦须生单背褡若
背冷得嗽，月内不可治，百日内嗽者十中一
两差耳。

婴孺论曰，嗽病所生儿离其母，独居而啼，其

2280

氣未定因而乳之，啼時陰陽俱盛虛實更作

肺胃受邪，故令兒嗽。

漢東王先生家寶治嗽病証，小兒發嗽由風

寒傷於肺，月內小兒不可治也，百日內嗽者

十中可一兩全活爾，宜先進麥湯散二三服，

後見斑門中，以金花散二三服，本見問門觀音散

方見傷寒門中，以胃氣本見問門中，大凡小兒尢宜慎風不可

二三服，方見門中，不知

使嗽。

錢乙論咳嗽云，夫嗽者肺感微寒八九月間，

肺氣大王，病嗽者其病必實，非久病也，其證

面赤痰盛身熱法當以葶藶九下之見方未若

火若不可下也十一月十二月患嗽者乃傷

風嗽也風從背脊第三椎肺俞穴入也當以

麻黃湯汗之見方未有熱證面赤飲水涎熱咽

喉不利者宜承甘桔湯治之方見門中實若五七

日問其證身熱痰盛喘者以編銀九下之方見痰門中

不飲水若其身即熱以瀉白散瀉之方見欬上氣

有肺盛者欬而後喘面腫欲飲水有方見喘涎門中

十若傷風欬嗽五七日無熱證而但嗽者亦

葶藶九下之見方未後用化痰藥有肺虛者欬

而哽氣，時時長出氣，喉中有聲，此火病也。以阿膠散補之。方見喘咳

上氣門中，痰盛者，先實脾，後以褊銀丸微下之。同前涎退，即補肺。補肺如上法。有嗽而吐水或青綠水者，以百祥丸下之。方見瘡疹

倒靨門中有嗽而吐痰涎乳食者，以白餅子下之。方見捬門中有嗽而畧膿血者，方肺熱，食後服甘桔湯。同前久嗽者，肺亡津液，阿膠散補之。方見同前欬疾實不甚喘，面面赤，時飲水者，可褊銀丸下之。同前治嗽大法，盛即下之，火即補之。更量虛實，以意增損。

钱乙论嗽病诀死云、东都药铺杜氏、有子五

岁自十一月病嗽、至三月不止、始得嗽而吐

痰、乃外风寒搐入肺经、今肺病嗽而吐痰、风

在肺中故也、宜以麻黄葶苈散发散、后用凉药压

之啼、愈时医与铁粉丸半夏丸褊银丸诸法

下之、其肺即虚而嗽甚、至春三月间尚未愈、

召钱氏视之、其候面青而光、嗽而喘促哽气、

又时长出气、钱曰、病困十已八九、所以然者、

面青而光、肝气王也、春三月者、肝之位也、肺

衰之时也、嗽者肺之病、肺自十一月至三月、

久即虚痿又曾下之脾肺子母也後為肝所
勝此為逆也故嗽而喘促硬氣長出氣也錢
急與瀉青丸瀉之後與阿膠散實肺
<small>方見驚門</small>
<small>方見同前</small>次日面青而不光錢又補肺而嗽如前
鐵又瀉肝瀉<small>肝</small>汗末已又加肺虛脣白如鍊錢
曰此病必死不可治也何者肝大王而肺虛
絕肺病不得其時而肝勝之今三瀉肝而肺
病不退三補肺而肺證猶虛此不久生故言
死也此證病於秋者十救三四春夏者十難
救一果大喘而死

嬰童寶鑑欬嗽死候，嗽而眼時上視，下青黑

囊、

五關貿真珠囊小兒欬嗽候因乳哺魚飽傷

於肺或乳之次，與氣相衝，氣相衝於於肺故

令氣逆而嗽也、

患眼觀證凡生下一月至百日、或周歲或三

五歲已上嗽分數種、

有㑊下嗽者因喫熱㑊傷肺而得只下溫肺

散，方見痹及人參膏塗脣門中

有齁䶎嗽氣急嗽速早起眼腫乃下浑金水

方見咳嗽作
呼呷聲門中量大小與吐下涎即用勻氣化

涎凉心肺藥服之、

有痄嗽者、此因久馮脾胃虛上嗽發熱攻擊
心氣宜先以痄藥蘆薈丸、常服者、灸烏犀丸
方見肥疳門中服之、後用退心熱及防己丸治之、見
疳嗽
門中

有傷寒嗽者、此因客風住肺其肺氣伏熱嗽
後多吐、宜以金粉散治之、方見傷上件諸般風嗽門中

嗽如脾胃氣實脅爛太壅先以鮓解湯丸利之、
方見急慢
驚風門中

茆先生小儿受欬嗽死候歌、

欬嗽胷高端氣粗、眼睛上視定還除、時下糞青并黑不食看看命即歿

葛氏肘後療小儿欬嗽方

紫苑六分　其母二分　欵冬花乙分

右搗為散安眼如豆大、著乳頭上、令兒和乳嚥之、日三四、乳母勿食大鹹醋物、聖惠

用清粥飲調一字、

千金治少小嗽八味生姜煎方

生姜七两　乾姜四两　桂心四两二

2288

甘草　　　　款冬花　　　紫菀各三

杏仁　　　　蜜各一升

右合諸藥末之微火上煎取如飴舖量其
大小多少與兒含嚥之，百日小兒如棗核
許日四五服甚有驗，

千金治少小十日已上至五十日，卒得暴欬
吐乳嘔逆暴嗽晝夜不得息桂枝湯方

桂枝兩乙兩十　　甘草半二兩　　紫菀銖十八

麥門冬八銖

右四味㕮咀以水二升煮取半升以綿着

2289

湯中、捉綿滴兒口中、晝夜四五過與之節
乳哺。

千金治小兒嗽日中差夜甚初不得息不能
後啼四物欵冬丸方

欵冬花　　　紫菀各一　桂心半兩
　　　　　　　　　　兩半

伏龍肝鍬六

右末之、蜜和如泥、取如棗核大傅乳頭上
令兒飲之日三傅之、漸漸令兒飲之。

孫真人治小兒欬嗽方

生姜四兩

右剉碎水五升煎湯與兒沐浴

仙人水鑑小兒百日內嗽逆不止方

嗽不止使神攻栀子乾薑力不同

氣煎一合分三分必定獲安五藏通

右此足五藏氣不和小孩子不宜大藥

外臺小品療少小欬嗽腹脹七物小五味子

湯方

五味子　研　　紫苑　分各二　黃芩

甘草　炙　　麻黃　節去　　生薑

桂心　分各乙

2291

右藥㕮咀、以水一升、煮取七合、分五服、忌

如常法、

外臺小品又療少小十日已上、至五十日、卒

得暴欬吐乳嘔逆晝夜不得息、四物湯方

桔梗　　紫菀 分各三　甘草 分矢乙

麥門冬 去心七分

右藥切、以水一升、煮取六合、去滓、分五服

以差為度千金有桂心無桔梗、以水二升

煮取一升、以綿着湯中、捉綿滴兒口中晝

夜四五過、與節哺乳、

《外臺》劉氏療小兒欬嗽不得臥方。

甘草灸六分四　桔梗四分　桑白皮

　貝母　茯苓各三分　大青

　吳藍　五味子　人參各二分

右九味切，以水一升煮取八合，去滓，量多

少大小與服，忌法如常。

《勝金方》治小兒欬嗽。

右以蜂房二兩淨洗去蜂糞及泥土，以快

火燒為灰，每服一字，飯飲下。

《聖惠》治小兒心肺煩悶體熱欬嗽，天門冬散

2293

天門冬 去心焙　桑根白皮 剉　赤茯苓

柴胡 去苗　百合　紫菀 洗去苗土

藍葉　甘草 炙微赤剉已　上各半兩

右件藥搗粗羅為散，每服一錢，以水一小

盞，入生姜少許，煎至五分，去滓，量兒大小

以意分減溫服

聖惠治小兒欬嗽，胷中滿悶不欲乳食，陳橘

皮散方

陳橘皮 湯浸去白焙　桔梗 去蘆頭

2294

鸡苏　杏仁湯浸去皮尖炒微黄

人参各乙分　貝母半兩　杏仁麸炒微黄

右件藥捣粗羅為散，每服一钱，以水一小
盏，入燈心拾莖，煎至五分，去滓温服，日三
四服，量兒大小，以意加减。

聖惠治小兒欬嗽壯熱胸膈壅滞麥門冬煎

方

麥門冬去心一兩　生姜汁半兩　酥

蜜分各二　杏仁湯浸去皮尖式兩

右件藥先以水大一盏，煎麥門冬及杏仁

2295

至四分，入沙盆内，研絞取汁，却入銀器中，

次內生姜汁等，以爛火熬成膏，收於瓷器

中，每服以清粥飲調下半茶匙，日三服，夜

一服，量兒大小，以意加減。

聖惠治小兒卒得欬嗽吐乳，桔梗散方。

桔梗　　　人參去芦頭　　陳橘皮湯浸去白，焙

　焙各　　　甘草炙微　　麥門冬焙
　乙分　　　赤剉　　　去心

右件藥搗粗羅為散，每服一錢，以水一小

盞，煎至五分，去滓，量兒大小，分減服之。

《圣惠》治小儿欬嗽，头热，令乳母服，百部散方

百部　　具母煨　　紫菀苗土

葛根刿各乙两　　石膏两二

右件药捣筛为散，每服三钱，以水一小盏，入竹叶二十片，煎至六分，去滓，每服食后，令儿饮乳甚佳。

《博济方》治大人小儿欬嗽大妙犀灰散，

巴豆　　杏仁尖去　　半夏分各等

右用一合子盛之，以赤石脂闭缝了用三介，炭火煅令透赤，即取出放冷细研如粉，

小儿半字，淡姜汤调下。犬人欬嗽、姜汤下

一字、

靈苑治小儿欬嗽金杏煎丸

杏仁皮尖、生研、乙筿、　莴藘大者、乙枚

不蚶皂角　搥碎、乙两三味、各用水

生百步按捣碎、绞取濃汁、

已上入銀石器内、慢火熬成膏、入後藥

牵牛子末、乙两、　　木香細末、半两、为

右入煎藥膏内、杵为丸、如兼豆大、每服五

丸至七丸、用糯米飲下、量儿大小、加减丸

2298

茅先生小兒欬嗽雌黃丸方

雌黃研細　　鷄内金糞黃〔是鷄糞黃〕　延胡索

半夏用生

右件各等分為末用棗肉為丸如此大

每服七丸十丸用燈心湯吞下〔與呀呷門〕〔患眼觀證〕

內金九同為各有

牽引故象存之

茅先生治小兒欬嗽金杏丸方

杏仁〔去皮去尖〕　漢防己　甜葶藶

馬兜苓〔皮去〕

數

右等分為末，用蜜和丸如口此大，每服十

眼用麥門冬湯吞下，

茅先生小兒是嗽㕮㕮豆膏，

蘇藘瓢　蜜盞令半　　　　人參

鉛白霜各半　陳槐花分乙　蘇藘子拾粒乙伯弍

右將蘇藘瓢及蜜煉成膏入諸藥末同為

膏，每眼一大黄豆大，用杏仁煎湯調服之

嬰孺治小兒嗽體羸弱不堪治者，其母煎方

其母　　　　杏仁研如泥各六分　　升麻三分

甘草欠　　　黃芩分各三　　　　　紫苑半三分

2300

款冬花二分　蜣蜋五箇去羽

右為末以蜜二斤和末入銅器中沸湯煎

内煎之不住手攪如飴煎成拍合收以匕

抄棗核大一歲嗽七粒日四五服百日兒

四五枚量兒與之

嬰孺治小兒嗽方

紫菀　　　　射干分各五　其母

升麻各十　　杏仁別入研成膏　柴胡

茯苓　　　　芍藥　　　　黄芩分各八

甘草炙四分　枳殼炒六分　竹葉切一升

蜜　合八

右以水三升八合，煮及一升八合，去滓，下杏膏

蜜，慢火煎取一升六合，一歲兒服一合

嬰孺治少小兒嗽生姜煎方。

生姜七兩　乾姜　桂心各

杏仁各二兩　甘草　紫菀兩各三

款冬花各三　蜜升乙

右微火煎如飴，含棗核大一枚，嚥汁日進

四五眠，如百日兒含半棗許。

漢東王先生家寶治小兒嬰孩欬嗽金花散

2302

鬱金　　防風　　半夏各乙

巴豆二十粒　皂角莖乙

右以水一升，於銀器內煮令乾，去巴豆、皂

角不用，以溫湯澤洗，餘三味焙乾為末，每

服嬰孺一字，二三歲半錢，或一錢，薄荷蜜

熟水調下。

漢東王先生家寶治不因傷風得嗽，名曰胃

氣嗽雚香散方。

藿香一兩　枳殼二片用月照帝製烘令熟

伴粉 枳殼如大
<small>乙堤如</small>

右為末，每服嬰孩一字，二三歲半錢蜜飯飲

調下，不過二三服安。

殷洞馬兜苓丹方治小兒肺壅欬嗽、大便不

利。

馬兜苓　　　紫蘇子　　　人參 <small>去芦頭</small>

欵冬花　　　木香 <small>細末次用</small> <small>各半兩並為</small>

杏仁 <small>乙分湯浸去</small> <small>皮尖細研</small>

右件同拌勻煉蜜和如黍米大，每服十粒

煎生姜湯下，量兒大小加減。

2304

張渙順肺湯方，治小兒心肺不利欬嗽，

半夏湯浸七焙乾　紫蘇葉各乙　陳橘皮湯浸去白

款冬花　桂心　木香

五味子兩各半

右件搗羅為細末，每服一錢，水八分一盞，

入生薑人參各少許，煎至四分，去滓放溫

服，

張渙養肺湯方，治小兒欬嗽，溫養肺胃，

紫菀焙乾　半夏湯洗七次　款冬花各半洗去土

真阿膠兩　人參頭去蘆　桂心兩各半

右件擣羅爲細末，每服一錢，水一小盞，入
生姜二片，糯米五粒，煎至五分，去滓放溫，
時時服，

張渙遺方雄黃膏治月裏兒欬嗽，并三歲已
下皆可服，

雄黃　一錢
細研

杏　仁　七粒去
皮尖去

半夏　七箇童子
宿，切作片子，焙乾末，
小便浸一

右一處研勻用生姜自然汁半兩，蜜半兩
一處入藥末，於罐子內重湯內熬，用柳枝
子攪成膏，每服一皂皂大塗妳頭與兒吃

校陳本作杖
皂、陳本作皂子

2306

或糯米飲調下、

聚寶方補肺散治大人小兒欬嗽不以深淺
皆效、

款冬花　　鐘乳石 研五日水飛秤
甘草　　　桂心 末取有者　白姜蠶直者半
釜白霜 研各半兩　白礬 飛三錢　馬尾勃 錢
木香

右九味為末、每眼半錢半心攤得令薄用
荻筒子中二令净吸盡以蜜半匙細細噢
送下如患年深以蜜作麵糊下藥、輭斅焼

2307

蘿蔔下小兒蜜水調一字喫，忌酒膩物。

惠眼觀證人參膏治小兒嗽塗脣膏

人參　馬兜苓　各一錢　款冬花　錢半

右為末，錬蜜為膏，每服少許塗兒脣上同

乳服之

劉氏家傳牙兒欬嗽注脣膏，

雌黃　乙錢　　白壃蠶　去絲、略焙　直者三箇

右研細，錬蜜調得所，抹脣上或乳頭上，

孔氏家傳治乳下嬰兒欬嗽注脣膏，

甜葶藶　搗爛訖、即於紙上炒熟　乙分　乳香　乙錢　為末

2308

白殭蠶 直者十四 枚，研細。　天南星 箇乙

右四味，先將乳香末入葶藶末內，和為劑

再研為末，次入諸藥瓷研，濕紙裹之，慢火

炮，以紙燋為度，取出去黑者不用只用黃

者末一錢，入麝香少許，每用一字，置於乳

上乳兒，乳母忌冷物，如要為膏即煉蜜為

之，注兒脣上，自然并乳嚥下。

王氏手集治小兒嗽方

百部　黃蠟　杏仁 各乙兩

右件同擣，分七服，豬胰子內炙熟，米飲嚼

2309

下

王氏手集、治小兒欬嗽聲連不止方

雄黄　蟬殼

右等分為末，以蜜成膏，炭淨瓷器内盛之

如孩子絕小，即注於唇上，令自嚥，如稍大

即以一豆大，溫水化下。

王氏手集、阿膠散方治小兒欬嗽、

阿膠　炒各乙　甘草四錢　半夏七次湯沒洗

糯米　兩

右為末，每服一錢水一盞、姜一片煎服

王氏手集，天門冬煎治小兒欬嗽方

天門冬　　　紫菀　　　百部

款冬花　各半　官桂　　　甘草　乙錢　炮各
　　　　兩

右為細末，煉蜜為丸，一兩作八十丸，每服一丸，白湯化下。

王氏手集蘇香散方，治小兒嗽，

紫蘇　　　半夏　洗湯　知母

貝母　　　人參　　款冬花　炙

五味子　　桑白皮　各半　厚朴　炒
　　　　兩

甘草　炙各
　　錢

右为细末，米饮调一钱，不拘时候。

王氏子集紫菀散方治小儿嗽。

紫菀　官桂　甘草炙各乙两

款冬花半两

右为细末，生姜米饮，食前调一服一钱。

赵氏家传治小儿末晬嗽嗽方。

白僵蚕直者

右为末，坐少许在奶头上，令儿吃，立效。

吉氏家传治生下壹百二十日内嗽嗽，紫金

膏方。

蟬蛻七箇 洗炒　鵬砂錢半　鐵粉分乙

化下、

右末、用蜜為膏、每服如菜豆大、麥門冬水

人參　甜葶藶　薏薻根

吉氏家傳治小兒欬嗽參蘆散

右等分為末、每服一錢、蜜水調、香熟水下

吉氏家傳治小兒欬嗽參蘆丸

人參　葶藶 炒　半夏 七次各乙 湯浸

漢防已　白礬 煅火　赤茯苓 錢乙

右為細末、蜜為丸○每服五七九、烏梅湯下、

2313

痎嗽甘草湯下

吉氏家傳治小兒欬嗽防己散

漢防己錢乙　半夏湯浸七次 小者十七粒

白礬煆　葶藶炒各半錢

黃荊藥子三十乙粒炒

右末每服半錢煎杏仁湯下洗

吉氏家傳治小兒欬嗽心散

沙糖　懸劍皂角也用酥炙是

棗子　知母兩各乙

右末每服一錢水一盞煎至七分溫服一

日五服，五日效，儿小量度。

古氏家傳治小儿欬嗽，

麻黃 兩半　　　皂角 乙寸 醋炙

右仵為末，每服一錢末飲下

古氏家傳治小儿嗽其母散，

貝毋 半兩，每菌去心　　以麵裹，煨令熟

右為末，每服一錢百沸湯熊不拘時候，

朱氏家傳治小儿妳嗽，

雄黃 乙錢　　鵬砂 分乙　　白礬 少許，火飛過，共為末

右大人掌心調熊，吃一錢，小儿以妳汁調，

下一岁

長沙醫者鄭愈傳注唇膏治小兒諸般欬嗽

鬱金三箇，大者剉、細　生姜汁浸乙宿　白殭蠶直者七箇

鉛白霜研　腦子字一

右件為細末煉蜜為膏用菉豆大，注孩兒

唇上，二三歲桐子大十歲已上皂皂大、薄

荷生姜湯化下，

長沙醫者丘松年傳蜜瓜膏治小兒嗽

斂藝皮慢火上炙燋赤色不拘多少，用蜜塗

右為末，每服一錢蜜調成膏時時抹兒口

内、

天方、黄芩散、

黄芩浸三日、取出剉碎、焙乾。不拘多少、用童子小便

右為細末、每服一字、或半錢、白湯少許調下、乳食後服。

婴童宝鑑灸法、小兒欬嗽灸肺俞穴風府各三壯。

欬逆第二

巢氏病源、小兒欬逆候、欬逆由乳哺無度、因挾風冷傷於肺故也、肺主氣、為五藏上蓋、在

胸間小兒啼，氣未定，因而飲乳，乳與氣相逆，氣則引乳射於肺，故欬而氣逆，謂之欬逆也。冷乳冷哺傷於肺，搏於肺氣，亦令欬逆也。

千金治小兒大人欬逆短氣，胸中吸吸，呵出涕唾，嗽出臭膿方。

右以燒淡竹瀝，煮二十沸，小兒一服一合，日五服，大人一升，亦日五服，不妨食息乳哺。

千金治小兒寒熱欬逆，膈中有癖乳，若吐不欲食方。

乾地黄四兩　麥門冬去心　五味子

蜜各半升　大黄　消石兩各乙

右仟藥㕮咀，以水三升，煮取一升，去滓，内

消石、蜜煮令沸，服二合。日三，胷中當有宿

乳汁一升許出，大者眼五合。

千金射干湯治小兒欬逆喘息，如水鷄聲方。

射干　麻黄去根　紫菀

甘草炙　生姜兩各乙　半夏洗五箇

桂心十五　大棗一十二枚

右八味㕮咀，以水七升，煮取一升五合，去

滓内蜜五合，煎一沸，分温服二合，日三。

千金杏仁丸，主大人小儿欬逆上气，婴孺方。

亦以此治欬喘上气。

杏仁三升熟捣，加蜜一升，为三分，以一分
内杏仁，捣令强，更内一分捣之，如膏又内
一分捣熟止，先食已含嚥之，多少自在，日
三，每服不得过半方寸匕。

千金又方

半夏 去尖，河水洗六
七度，全用二斤。

丁香　　甘草 炙

白礬 乙斤
末之

草豆蔻

2320

川升麻　縮砂粗搗 各四兩

右七味以好酒一斗與半夏拌匀和同浸

春冬三七日、夏秋七日、蜜封口、日足取出

用冷水急洗、風吹乾、每眼一粒、嚼破、用姜

湯下、或乾喫候、六十日、乾方得眼、

聖惠治小児欬逆上氣瞳卧不安、五味子散

方、

五味子　　紫苑 洗去苗土　麻黄 去根 各半兩

甘草 三分 炙 微赤剉　　黄芩

桂心 各 乙 分

右件藥搗粗羅為散，每服一錢，以水一小
盞，入生薑少許，煎至五分，去滓，不計時候
溫服，量兒大小，以意加減。

聖惠治小兒欬逆上氣喘促，蘿蔔子散，

蘿蔔子

　　甘草　炙

　　麻黃　去根節
　　　　各半分

右件藥搗粗羅為散，每服一錢，以水一小
盞，入燈心二十莖，煎至五分，去滓，不計時
候，分為二服，量兒大小，以意加減。

皂莢子　十枚煨
　　　　熟去皮

聖惠治小兒欬逆上氣，喘促不得安臥，麻黃

散方、

麻黃（去根）　甘草（炙微剉）　五味子（各半兩）

桂心　半夏（洗七次去滑，各乙分）

右件藥擣粗羅為散，每服一錢，以水一小盞，入生姜少許，煎至五分，去滓，不計時候，分為二服，量兒大小，以意加減。

聖惠治小兒欬逆上氣痰壅不欲乳食紫苑散方、

紫苑（苗土半兩去）　甘草（微赤剉三分炙）　五味子

黃芩　麻黃（去根）　桂心

半夏 防洗七次去滑 枳殼 麸炒微黄去瓤各乙分

右件藥擣粗羅為散每服乙錢以水一小

盞入生姜少許煎至五分去滓不計時候

分為二服量兒大小以意加減

聖惠治小兒欬逆上氣大小便滯澀射干散
方

射干 木通剉 川大黃剉炒

麻黃去根節 桂心各乙分半

右件藥擣粗羅為散每服一錢以水一小

盞煎至五分去滓不計時候分為二服量

児大小、以意加減。

聖惠治小児欬逆上氣心胷壅悶、細辛散方

細辛　　枳殼 麩炒微　甘草 炙微赤剉各半兩

麻黃 三分、去根節、　杏仁 二十乙枚湯浸去皮尖雙仁

右件藥擣粗羅為散、每服一錢、以水一小

盞、入生姜少許、煎至五分、去滓、不計時候、

温服、量児大小、以意加減。

聖惠治小児欬逆上氣、乳食即吐、人參散方

人參 去芦頭　半夏 湯洗七次、去滑、紫蘇子 兩

桂心　　紫苑 苗土　甘草 炙

2325

款冬花

陳橘皮　湯浸去白瓤焙，乙上各乙分

右件藥擣粗羅為散，每服一錢，以水一小
盞，入生姜少許，煎至五分，去滓，不計時候
溫服，量兒大小以意加減。

聖惠治小兒款逆上氣端急定命一字散方

乾燕嫩　乙枚炙，令熖黄

靈脂

杏仁　湯洗去皮尖，雙仁，麸炒黄

葶藶子　令紫色，隔紙炒

右件藥各別研細羅為散，各抄一錢，調和
令勻，每服以清粥飲調一字服之。

聖惠治小兒款逆上氣晝夜不得睡臥，款冬

花丸方、

款冬花　　　　紫苑洗去　伏龍肝

紫蘇子分各乙　桂心雷去　麻黄去根節各半兩

右件藥捧羅為末、煉蜜和丸、如菉豆大、不

計時候、以溫水化破三丸服之、量兒大小

以意加減、

聖惠治小兒款逆上氣心胷痰壅不欲乳食

半夏散方、

半夏湯洗七次去滑桂心　　細辛分各乙各半

紫苑苗土　　甘草炙　　五味子兩

右件藥擣粗羅為散，每服一錢，以水一小

盞，入生姜少許，煎至五分，去滓，不計時候

溫服，量兒大小，以意加減。

食乳即吐，生乾地黃散方

聖惠治小兒寒熱，欬逆上氣，逆滿膈中有痰。

生乾地黃　　杏仁（雙仁湯浸去皮尖麩炒黃）

麥門冬（去心焙）　川大黃（剉炒）　五味子（一兩半）

消石（乙分）

右件藥擣粗羅為散，每服一錢，以水一小

盞，入蜜半匙，頭煎至五分，去滓，不計時候

温服量兒大小以意加減、

嬰孺治少小兒寒熱欬逆膈中有寒實瘀乳

欬吐不得飲食麥門冬湯方

麥門冬 半升六合一心 乾地黃 四兩 五味子

蜜 各半 甘草 消石 各乙 消石 兩

右件藥以水三升煮一升去滓内消石先

煮三合三服當吐胃中宿乳大兒五合一

方無甘草有大黃二兩細辛一兩

嬰孺治小兒欬逆氣居喉中呼吸鼠頭湯方

正月牡鼠頭 取乙簡月盡日 飴糖 二兩

2329

地黄乙两　吴茱萸　豉筒各二十

右件药，以水三升，煮一升半，去滓，内饴一

眼一合，不过三眼差。

婴孺治少小欬逆连年不止吴茱萸汤方

吴茱萸半升　欵冬花　桂心

生姜各乙两　射干　紫菀各一两

右件药，以水六升，煮一升半，先哺乳眼三

合

婴孺治小儿欬逆上气喉中有声，气不通利

方、

杏仁炒去皮 細辛 款冬花各乙

紫菀分四

右件藥為末米泔膿者煮眼一刀圭日三

不知加之

嬰孺治少小欬逆上氣豉湯方

豉炒四分 細辛 紫菀

乾薑炒 桂心 吳茱萸各二分

杏仁炒三分 甘草炙乙分

右件藥為末米汁服一刀圭日三蜜丸小

豆大三丸日三眼亦可

婴孺治少小欬逆上气方。

豉 炒 半夏 洗。各 甘草 炙 五分
三分

右件药为末，乳汁服一小豆许三枚，日三
眠。

婴孺治少小上气欬逆射干汤方。

射干 炙。乙 麻黄 去节。二两 大黄 乙
两 分

杏仁 去皮。三十个

右件药以水二升煮八合，欬不止，加射干
一两，多涎沫，加大黄二两，喘。

婴孺治少小逆气喘伤肺经八味紫菀汤方。

2332

紫菀 細辛

甘草 二两各乙

款冬花 三两 桂心 牡蠣 两

豉 合乙

竹葉 切一把

右件藥以水七升，煮二升五歲服五合，不

知加之，常治久嗽，大良。

嬰孺治少小欬逆善嘔，面腫洋出，胷中滿肺

脹短氣肩息，白狗肺湯方

白狗肺 切乙具 紫菀 分五 清酒 平乙

人參 烏韭 款冬花 各乙

細辛 桂心 白术 两各乙

生姜三两　　　　　　　飴糖一斤半

甘草一尺炙乙　　　　　豉一升乙

右用前清酒一斗同藥微火煮至七升一

服一合，日三夜一次，一方無桂豉有杏仁

七箇。

嬰孺治少小欬逆上氣杏仁煎方

杏仁二合去　　　麻黄八两去節　甘草二两炙三

欵冬花一合　　　桂心二分　　　乾姜两两

紫苑二两　　　　五味子一合乙

右為末，以水一升，煮麻黄取六合，六澤熟

研杏仁，以藥汁浇淋，取復研，如前浇淋，令

藥氣盡去滓，更煎至三升，內藥末、飴糖四

兩、蜜八兩和勻，用火煎令可丸，五歲兒先

食服小豆大三丸，不知稍加之。

嬰孺治少小欬逆喉中鳴欬，鳴唱，如水鷄聲

鷄頭丸方

東門上鷄頭乙箇矢

右杵末，以乳服一刀圭，日三，不知稍加之。

嬰孺治少小欬逆喘息，如水鷄聲，射干湯方

射干　　紫菀　各二　麻黄三兩

甘草各乙　半夏洗五箇　桂心五寸
兩

蜜合五　棗箇二十

右件藥以水七升煮及一升半去滓下蜜

一服三合日三

錢乙附方紫蘇子散治小兒欬逆上氣因乳

哺無度內挾風冷傷於肺氣或小兒啼氣未

定與乳飲之乳與氣相逆氣不得下

紫蘇子　阿子杵去核　蘿蔔子

杏仁麩炒去皮尖　木香切去頂　人參各三兩

青橘皮　甘草乙兩半剉炒各

右为细末。每服一钱。水一小盏。入生姜三

片。煎至五分。去滓。不计时候。温服。量大小

加减。

喘嗽上气第三 餘喘急附

巢氏病源。小儿病气候。肺主气。肺气有餘。即

喘嗽上气。若又为风冷所加。即气聚于肺。令

肺胀。即胷满气急也。

钱乙论肺盛後有风冷。云胷满短气。气急喘

嗽上气。当先散肺後。發散风冷。散肺鴻白散。

嗽上气。當先散肺後。發散风冷。散肺鴻白散。

方见大青膏主之。热门中肺只伤寒则不胷

方见惊风门

滿、

錢乙論肺藏怯云，腎白色當補肺，阿膠散主
之，方見若悶亂氣粗喘，從哽氣者難治，肺虛
損故也，脾肺病久則虛而腎白，腫者肺之母
也，母子皆虛不能相營，故名曰怯，肺主腎腫
白而澤者吉，白如枯骨者死、

嬰童寶鑑，小兒客風傷肺即氣促、

嬰童寶鑑，小兒因宿痰飲成塊，嗽後遍身虛
腫急喘、

金匱要略，治大人小兒肺脹，欬而上氣，煩躁

而喘脉浮者，心下有水，小青龙加石膏汤主

之方，

麻黄　去节三两　千
　　　金用四两

桂枝　　　细辛　各　三两　千金　芍药
　　　　　各用二两

甘草　炙　　乾姜　两　各三　半夏　洗　半升　石膏　碎二两

五味子　半升　千
　　　　金用乙升

右九味㕮咀，以水一斗，先煮麻黄，减二升

去上沫，内诸药，煮取三升，去滓，强人服一

升，羸者减之，日三服，小儿服四合，千金方

同，仍引云仲景用治肺胀，欬而上气，烦躁

而喘脉浮者心下有水外臺同、

曹氏肘後小兒欬嗽上氣杏仁湯方

杏仁去皮四十枚、麻黄切八分、

右件藥以水二升煮取一升分温服五合

增減以意度之大良外臺以水一升煮取

七合去滓分服乃六百日小兒嗽熱氣急

不得眠小便赤黃服之甚良、

千金治少小卒肩息上氣不得安此惡風入

肺麻黃湯方

麻黄四兩去根節、甘草二兩炙乙、桂心寸五

五味子#半 半夏洗 生薑各二兩

右六味㕮咀，以水五升，煮取二升，百日兒

服一合，大小節度，服之便愈。

外臺劉氏療小兒上氣急滿坐臥不得方

鱉甲一兩炙令極熱，搗為末 燈心握

右二味，以水二升，煎取八合，以意量之與

服

外臺肘後療大人小兒奔走喘乏便飲冷水

冷飲因得上氣發熱方

葶藶子乙兩熱搗 乾棗顆等四十

2341

右二味，以水三升，先煮棗取一升，内葶藶子煎取五合，大人分一二服，小兒分三四服。

經驗後方，大人小兒定喘化涎。

右以豬蹄甲四十九箇，淨洗控乾，安箇揩甲内半夏、白礬各一字，入罐子内封閉勿令煙出，火煅通赤，去火細研，入麝香一錢，人有上喘欬嗽，用糯米飲下，小兒半錢，至妙。

聖惠治小兒欬嗽喘促，脊背滿悶，坐臥不安。

葶藶散方

甜葶藶炒令紫色半兩，隔紙　貝母煨微　甘草赤剉灸微

杏仁湯浸去皮尖雙仁麩炒微黃各乙分

麻黃去根節

右件藥搗粗羅為散，每服一錢，以水一小

盞，煎至五分，去滓，分溫日四五服，量兒大

小以意加減。

聖惠治小兒欬嗽心煩喘粗，杏仁煎方

杏仁湯浸去皮尖雙仁，麩炒微黃　天門冬去心

寒食餳兩　蜜　酥各乙

2343

生地黄汁盏乙大　　貝母煨微黄半兩

右件藥，先搗研杏仁如膏，次用地黄汁煎

貝母及天門冬至五分，便研絞取汁入杏

仁膏等同熬如稀餳，每服用溫水調下半

錢已來，量兒大小以意加減。

聖惠治小兒欬嗽喘粗，不得睡臥，甜葶藶散

方。

甜葶藶隔紙炒令紫色　　貝母煨微黄各乙分

桂心半分

右件藥搗細羅為散，每服以清粥飲調下

半钱，量兒大小，以意加減。

《聖惠》又方。

杏仁 十枚，湯浸，去皮尖。

右以童子小便浸一宿，取出，麩炒微黃，入煎水半小盞，爛研去滓，三二歲已下分為三服。

《聖惠》治小兒欬嗽不差，喉鳴喘急，欵冬花丸方。

欵冬花   甘草 炙微赤，剉   麻黃 去根節

紫苑 洗去苗土，已上各乙分。

2345

貝母煨微　麥門冬去焙　赤茯苓

杏仁湯浸去尖皮雙仁麩
炒微黄細研各半兩

右件藥擣羅為末入杏仁研令勻煉蜜和

丸如菉豆大每服以清粥飲研化五丸服

之量兒大小以意加減

聖惠治小兒未滿百日欬嗽上氣甘草丸方

甘草半兩微赤剉　杏仁湯浸去尖皮雙仁麩炒微黄研如膏

桂心分各乙

右件藥擣羅為散杏仁研令勻煉蜜和丸

如菉豆大每服以乳汁研化三丸服之日

三四服量兒大小以意加減

聖惠治小兒欬嗽心肺壅悶喘鳴不欲乳食

人參散方

人參三分去蘆頭　桔梗去蘆

赤茯苓　麥門冬去心焙子芩　前胡去蘆頭

欵冬花　甘草各半兩炙微赤剉

右件藥搗麄羅為散每服一錢以水一小盞入竹茹七片煎至五分去滓量兒大小以意加減溫服

譚氏殊聖治小兒因下痢藏腑怯弱乘虛作

2347

喘脹滿悶及肺氣壅寒嗽促坐臥不得定喘散。

黑牽牛 炒半兩，令香熟。 棟取末乙分、 木香

馬兜苓 元殼 分 各乙

右為末，每服一錢，水八分、煎至五六分、熱呷之、連進二服、大小便通快是效實喘可眠。

判先生小兒諸喘氣急方。

海漂消 黑牽牛 末 牡蠣 煅

馬兜苓 炙 去

右各秤二錢為末拌勻

魚淡煮湯調下。

茅先生治小兒又喘氣急方

海漂消　　牡蠣　煅火

右等分為末，每服一錢用淡姜湯調下

嬰孺治小兒未及百日，嗽端上氣，甘草丸方

甘草　炙　　桂心　　杏仁　去皮尖　各二分

右為末蜜丸，小豆大，乳下一丸，大人三十
丸，一方入紫苑二分更佳，與聖惠方不同。

嬰孺治小兒嗽上氣五味子湯方

2349

五味子合三　　細辛分二　　桂心

甘草炙　　　　麻黃節去　　紫菀分各四

乾姜分五

右件藥以水五升煮麻黃五沸去沫內藥

煮取一升半為三服日三

嬰孺治少小上氣喉中介介作声甚者啼喘

逆不得息五味細辛湯方

細辛　　　　　紫菀分各二　　　　豉二

白壮馬屎男七箇女二七箇　　　飴糖八兩

右以酒五升煮三沸去滓下飴温服一合

六劑已差、神驗。

銕乙治小兒肺盛氣急喘嗽、瀉白散方、又名
瀉肺散、証在前。

桑白皮 細剉　地骨皮 燒去土焙 各乙兩　甘草 炒半

右件為細末、每服一二銕、水一中盏、入粳
米百粒、同煎至六分、食後溫服。

銕乙治小兒肺虛、氣粗喘促、阿膠散方、又名
補肺散、証在前。

阿膠 麸炒乙兩半　忝黏子 炒香　甘草 炙各乙分

馬兜苓 焙，半两　杏仁 皮尖，七箇，去　糯米 两，乙

右為末，每服一二歲，水一盞，煎至六分，食
後溫服。

張渙蟬殼湯，治小兒肺氣不利病。

蟬殼 炒　五味子湯洗七

人參 去芦頭，各乙两　陳橘皮 白焙乾

甘草 灸，半两

右件檮羅為細末，每服半錢，煎生姜湯調
下。

張渙白术五味子湯方，治小兒欬嗽，氣逆上

2352

喘

白术 地　　五味子　　丁香

人参 去芦　　欵冬花 各半　細辛 去山乙分
两

右件捣罗为细末，每服一钱，水八分一盏

入生姜三片，煎至四分，去滓放温，令时时

呷之，

张宝方 平气散 治小儿气不和，定喘和气补

虚思食方，

人参　　　白茯苓　　百合

甘草 灸　　白术　　　枯梗

右六味等分為末，每服一錢，水八分，生薑

少許同煎至五分，溫服。

惠眼觀證海消散，小兒定喘。

海漂消 石七也浮　牡蠣煅過

木香 錢各二　牽牛子乙錢半，生熟各半　馬兜苓

右為末，每眼半錢，用生薑煎湯調下，不得

近鹽醋。

張氏家傳，大人小兒肺喘急方。

天南星剉　半夏七次洗去，各湯洗　人參

桑白皮炒剉　陳皮去白焙

2354

右等分为剉散，每服一钱，水六分，生姜二

片，煎三分，温温服。

张氏家传：治大人小儿肺喘急嗽，连声不止

方：

麻黄 六　　杏仁 不去　　元参

　　　　节　　　　皮火

官桂 分　　人参　　甘草 各

　　　各乙　　　　　　　　乙

阿胶 两

　　　炒半

右仲为麄末，每服一钱，水一盏，生姜五片，

糯米三十粒，同煎七分，去滓温温服。

吉氏家传：治大人小儿远年延日，肺气喘息

欬嗽清肺散并治劳

半夏 姜汁浸　麻黄 各半两　馬兜苓

俱母 乙宿

川升麻　杏仁 尖去皮

地骨皮　青皮　細辛

麥門冬 去心　桑白皮 各乙　百合

欵冬花 心　紫胡 去芦頭　桔梗

伏苓 各三分

右末、每服二钱、水一盏、姜三片、烏梅一箇、

煎七分、温温服、

吉氏家傳治小児欬嗽悶喘俱母散方

2356

唄母 去心麸炒半兩 甘草 炙乙

右件為散子，每服一錢，水七分，煎至五分，

去滓，食後溫服。

吉氏家傳治小兒喘急。

桔梗　　馬兜苓　　人參

半夏 各等分

右末，煉蜜丸粟米大，一服五粒，薄荷茶湯

下。

吉氏家傳小兒調氣定喘勻氣散。

丁香 四十九粒　白术 乙分　荳蔻 乙箇麵裹炮

青皮兩半　甘草

右末，每服一字，加減，陳米飲下。

吉氏家傳治小兒傷冷氣，喘涎多方。

蓽蕷閒乙箇大者，乙盞子。　阿膠分乚

沙糖兩半

右件將二味，投入蓽蕷內，以盞子依舊封
看白紙都糊入飯甑蒸兩遍，傾出隨兒大
小約多少令服。

朱氏家傳真珠散治小兒氣喘多涎，

真珠末　坐擊銕各半　香附子炒一

2358

龍腦　少許

右為末，每服半銅錢，煎桃仁湯調下。嬰兒一字，一歲以下者半錢。

長沙醫者劉愈傳治小兒痰涎不利上喘欬嗽生白丸。

白附子　新羅　天南星　各半　半夏　乙者　　　　　　　　兩　　　　　兩

右為末取生薑汁于麵糊為丸，每服二十丸至三十丸，生薑煎湯下，量小大加減。

欬嗽作呀呷聲第四

　治小兒欬嗽而呀呷作聲者，由胷鬲痰多。

2359

嗽動於痰，上摶於咽喉之間，痰與氣相擊隨

嗽動息，牙呷有聲，其欬嗽大體雖同，至於治

療則加消痰破飲之藥，以此為異爾。

茅先生小兒生下有中嗽噥，周歲已上有

此因多喫鹽醋熱奔上胃，致此，即下渾金丹
方見右　與吐下涎，然後下勻氣散，方見胃氣
門中　不和門七

及雌黃丸　嗽門中與銀即愈。
方見欬

翰林侍記楊大鄣問小兒欬嗽氣麁者為何

答曰，小兒臟腑虛細，因食肥膩熱食，及諸生

冷，致冷熱相增，遂積痰涎結聚，冷熱攻併壅

閑不通，宿痰黏涎，肺經虛熱，生於膈上喉中

如鋸，氣喘悶絕，嘔吐不快，面色青黃，大約此

疾難逢妙藥，積久不除，變成風病。

玉訣，小兒咳嗽齁䶎候歌。

欬嗽因風肺受寒氣，傷咯血喘生涎齁

齁臍熱因風盛嗽喘魚時臥不安

此候先治肺後利膈下涎，如此治者即無

恠也。

玉訣，小兒欬嗽齁䶎候云，因肺感寒，宜貝母

丸油煎丸。方並兒後

2361

惠济小儿龜龜候歌

龜龜推來肺熱風，一回發作氣相衝，得
名咄龜為初候，龜背龜胷恐起峯，口閉
不言泗作響，一衝雙目柘黃同，此根終
久成殘患，少有名方得断蹤

聖惠治小兒欬嗽心胷痰壅，攻咽喉，作呀呷
聲，射干散方

射干 巳上各

麻黃 去節根 湯洗　紫苑 洗去苗土

柱心 半兩 炙微赤　半夏 七遍去滑

甘草 剉乙分

2362

右件药捣罗为散，每服一钱，以水一小
盏，入生姜少许，煎至五分，去滓，入蜜半茶
匙，搅冷匀，不计时候，量儿大小分减温服。

圣惠治小儿欬嗽咽中作呀呷声，陈橘皮散

方、

陈橘皮　汤浸去　　桑根白皮　剉
　　　　白瓤焙

杏仁　仁汤浸去皮尖　甘草　炙微
　　　　双，炒令黄　　　赤，剉

甜葶苈　隔纸炒令紫色
　　　　乙上各乙分、

右件药捣罗为散，每服一钱，以水一小
盏，煎至五分，去滓，放温，量儿大小，加减服

之、

聖惠治小兒欬嗽喘急作呀呷聲、蘿蔔子散
方、

蘿蔔子 微炒　麻黃 去根節 各一分　燈心一大束　甘草 剉半分 炙微赤

皂莢子 十枚 煨 去皮

右件藥搗羅為散、每服一錢、以水一小
盞、煎至五分、去滓、不計時候、量兒大小、以
意分減溫服、

聖惠治小兒欬嗽喘急煩熱、喉中作呀呷聲、
牛黃散方、

牛黃 細研　柴胡 去心 去　蕤蕤子 各乙 分

蟬殼 微炒 半分

右件藥捣細羅為散，每服以蜜水調下一

字，日三服。二歲已上加之半錢。

聖惠治小兒心脾疾壅欬嗽咽喉不利常作

呀呷聲蟬殼散方

蟬殼 微炒　半夏 湯洗七次去滑

漢防已 各七分　桔梗 去蘆頭　甘草 赤炙微

陳橘皮 焙各半分

右件藥捣細羅為散，每服以生姜粥飲調

下一字三歲已上加之半錢

聖惠又方 大聲句方，以此治痰

半夏湯洗七遍去滑　甜葶藶隔紙炒令紫色

杏仁麸炒微黄各七分

朱砂細研水飛半兩

五靈脂半分

右件藥搗羅為末，用生薑自然汁煮麺糊

和丸如菜豆大，每服煎麻黄湯下五丸，日

三服，量兒大小，以意加減。

聖惠又方

甜葶藶乙分，隔紙炒令紫色

麻黄去根

2366

杏仁 麩炒微黄各半兩

右件藥搗粗羅為散每服一錢以水一小

盞煎至五分去滓放温量兒大小分減頓

服

聖惠治小兒肺藏熱多欬嗽喘急喉中作呀

呷聲宜服郁李仁丸方

郁李仁 湯浸去皮微炒

杏仁 湯浸去皮尖双仁麸炒 三分

川大黄 炒剉微

右以大黄一味搗細羅為散同研令勻入

蜜少許和丸如梧桐子大每服以粥飲研

破三丸服之，日三服，量儿大小以意加减。

聖惠治小兒多欬嗽，咽中如呀呷聲，桃仁丸方。

方。

桃仁 四十九枚，湯浸，去皮尖及仁，麸炒微黄。

甜葶藶 隔紙炒令紫色，各秤乙分。

琥珀 末

右件藥先搗葶藶桃仁如泥，次下琥珀末更搗令匀，丸如菉豆大，每眼煎桑根白皮湯化破五丸眼，日三眼，三嵗已上，加丸數眼之。

聖惠又方

右用大蒜藜一根、白麵搜匔作餅子燒熟，
却杵為末，每服以清粥飲調下半錢，量兒
大小以意加減。

聖惠治小兒欬嗽、咽喉不利，狀如呀昔貝母

散方、

貝母　煨微　紫苑　洗去　麻黃　去根節

黃　去土　苗土

麥門冬　焙，去心　甘草　末，剉

杏仁　麸炒微黃，各半兩　雙仁

右件藥擣羅為散，每服一錢，以水一小

盞，煎至五分，去滓，量兒大小以意分減溫

眠。

博济方治小儿瘀咽欬嗽不止内汤丸

铜青 大黄

猪牙皂角 各乙钱 炒益为末

右件三味同研令至细用油饼麺和为丸

如小豆大每眼五七九煎猪肉汤下忌醋

醎。

茅先生治小儿瘭嫩淬金丹

巴豆粉不砒霜 末 白丁香 末各等分

右为末用皂角揉水浓煎膏相合为九如

2370

此。大省兒大小安眠，三九五九。用鯽魚

淡煎湯吞下，掠出延盌小涎來，亦用勻氣

嚴補　方見胃氣不和門中

興儒治少小欬嗽肺脹，咽中水聲，九味湯方

細辛

甘草　炙

半夏　四兩

桂心

紫菀

生姜　三兩

阿膠　炙

款冬花　各貳兩

蜜　合一

右水一斗，先煮半夏及六升，去滓，下諸藥，

蜜煎及升半，五歲盡服，六歲六合酌之，千

金亦以此治欬逆喘息，如水鷄聲。

2371

猬瀾桔梗湯方治小兒欬嗽呀呷咽嗌不利、

桔梗 去蘆頭　半夏 湯洗七遍焙乾　紫蘇莖 微炒各

石膏　甘草 半兩灸　皂莢 燒灰存性乙分

右件擣羅為細末、每服一錢、水一盞、入生

薑三片、煎至五分、去滓、放溫、時時與病

九篇衛生青銅散、療小兒疲呷嗽癇病、

海浮石　甘鍋子 若各等分曹銷銀多

右同為細末、每服半錢、坐粟米泔調下、不

拘時候、

玉訣貝母丸、治小兒齁齘、

貝母

茯苓

天南星 製姜汁人参

甘草 炙

白附子 各半分

皂角子 炒七筒

右末之，錬蜜丸。○每服五七九，薄荷湯吞

下。

玉訣油裹丸，治小兒疳癧及蟲積。

雷丸

五靈脂 各二

巴豆 十五粒取霜

右末之，滴水丸，每三五九，麻油裹過井水

吞下。

惠眼觀證津金丹，治大人小兒疳癧欬嗽方。

2373

黄丹

信砒一錢 末各抄 飛羅麵 抄三 錢

右再研極細，滴水為丸，如此。○大，每服三

丸，用糖冷水五更初盞下，如天明不吐，再

進一二丸，小兒一丸。

惠眼觀證甘瓜散治小兒齁齡。

瓜蒂　甘草二錢　炙各

右為末，每服一大錢，五更初用茶清調下

小兒半錢、

惠眼觀證治小兒齁齡。嗽犀角散

犀角屑　人參　甘草炙

杏仁 两 各乙　　白术 乙　　内桂 春夏乙分 秋冬半两

右为末，每服一大盏，水五分盏，煎两三分，

通口服，此药大效，儿小分减服。

患眼观证内金丸　治小儿疳鼽效嗽。

鸡内金　雌黄 水飞细研，露三日方使。

半夏　延胡索

右谷等分为末，以枣肉为丸，如此○大，周

岁三丸至四九，灯心汤下，与效嗽门中苇

先生雌黄丸同。故录东之，为各有牵引，

张氏家传治孩子瘕痞

蜜陀僧乙分　礜砂乙分　輕粉七分五錢

右件三味細研兼豆粉煮糊為丸如麻子

大空心沙糖氷研化三丸兒小化一丸

王氏手集治小兒瘕喘方

右用精豬肉蘸蛤粉燒喫不拘時候日喫

三兩揩大一片子瘕止

吉氏家傳治小兒氣嗽作聲

麻黄去根節秤各半　桔梗苦　石膏

紫苑而乙　乾薑　半夏錢各十

王母杖而乙　杏仁湯浸去皮尖乙分

2376

右為末，每服一錢，米飲調蜜為丸，如○大

每服七丸，米飲下，兒小減丸數。

吉氏家傳治小兒齁齁。

雞內金七箇　黃丹少許　砒霜半錢生用

莨菪四十粒、湯浸、焙乾為末。

右件研為末，莨菪入三錢匕、滴水丸如○

大每服三丸，至五丸、茶清湯下兒小一丸

至二丸、

吉氏家傳治小兒㗜病、

青礬二兩　魚茗子七粒

右末每服半錢茶點下

吉氏家傳又方

雄黃　　雌黃　　硫黃

信砒 各半 分

右件為末每服一字肉汁調下空心量大

小眼

吉氏家傳治奶𩩲𩩲方

天竺黃　　蚌粉 炒

右件等分研匀蜜調塗奶頭與喫

吉氏家傳治小兒𩩲𩩲

雌黄 末一

砒霜 如使砒頂以豆粉拌之

朱砂 錢各半　山栀子 錢末五

右件麵糊丸粟米大每服三丸生油冷水

下兒小一粒

吉氏家傳又方

砒　　　白丁香　　黄丹等分

右件末白飯丸粟米大湯使如前量兒大

小服

吉氏家傳軟肺丸治小兒久年齁齁

衡砒錢一　　　豆豉半兩蒸去皮

2379

右為細末，湯浸蒸餅為丸，如此○大，每服
一丸至三丸，嚼魚鮓吞下。

長沙醫者鄭愈傳治呀呷嗽。

砒霜　黃丹　鐵各钇　　白丁香紅二十

白頭翁二兩

右為末，滴水為丸，如黃米大，安服一丸二
丸，量孩兒大小加減，如此○大，薄荷湯下。

長沙醫者鄭愈傳治小兒大人鰍嗽喘潮嗖

延黃色及小兒鰍，千金散。

川鬱金坐用半夏麴　延黃色及小兒鰍千金散　青皮去白各一錢半

巴豆十粒去皮不出油

右件为末，每服一字匕，用猪肉一片掺药，火上炙黄，任意细嚼，冷虀汁一呷送下儿小少眼。

子嚴兼治瘀呷。

大黄乙分　礜金铁二

右件二味，先以猪牙皂角煮一後时取切片子焙乾为末，次入粉霜脑子各少许，再同研令匀，每眼一字沙糖水调下，量小儿

长沙医者郑愈传治小儿伤风喘嗽不住脑

肥瘦加減用之、

長沙醫者劉之才傳、芫花散治小兒齁齡喘嗽、

芫花 醋拌匀炒・乾、

芫花黃色為度、

羊消花 分乙

地龍 去土微炒 各半兩

右件同為末半錢鷄子清少許蒸熟臨臥匙抄與孩兒眼、

欬嗽聲不出第五

嬰童寶鑑云、小兒欬嗽聲不出、為客風傷於肺管吸門肺主聲音故也、

聖惠治小兒欬嗽聲不出，杏仁煎方。

杏仁 湯浸去皮尖，入水乙大盞，研濾取汁二兩。

蜜　酥　合各乙

右件藥先以杏仁汁於鐺中以重湯煮減
去半，入酥蜜又重湯煮二十沸，入貝母紫
菀末各一分，甘草末半分，更煎攪如餳收
瓷器中，每服以清粥飲調下半錢，日三服，
夜一服，嗽止為度。量兒大小以意加減。

聖惠又方。

貝母 半兩煻煨微黄　牛黄 細研乙錢　甘草 炙微赤剉乙分

右件藥搗細羅為散,每服以溫水調下半

錢日三四服量兒大小加減服之

聖惠又方

麥門冬 去心　　杏仁 湯浸去皮尖雙仁,麸炒微黃

甘草 炙微　　貝母 煨微黃　　款冬花 各

紫菀 去苗土

右件藥搗細羅為散,每服以乳汁調下半

錢日三四服量兒大小以意加減

驚膈嗽第六 驚差而嗽作

第先生小兒有驚膈嗽因驚風候,好便此嗽

故瘹驚膈嗽下金杏九夾勻氣散與服安樂

本門 方並見 小兒月日內有嗽候不治必死氣未

咸而日月內嗽所以不治嗽如調理得爽火

嗽不止心陷青高渇水不進食死候

茅先生金杏九

杏仁去头尖皮　甜葶藶　漢防己

馬兜苓皮去

右等分为末用蜜为九如○大此每服十

九用麥門冬熟水吞下茅先生亦於前欬

嗽門中已有此方为各有牽引不可除故

兼存之。

茅先生匀气散。

桔梗 去芦头净洗、乾秤五两、

茴香 洗

陈橘皮 去穰、乙两各

甘草 二两 炙

白姜 乙分

缩砂仁

右为末、每服半钱一钱用霜末匕煎汤调下。如无即用紫苏盐煎汤下。

伤风嗽第七

茅先生有一种百日内伤风嗽、是百日内发也、即下抪五膏 方见嗽门中相夹朱砂膏与服、见方

2386

張渙菖蒲煎方治小兒肺中風邪喘鳴膈息、即愈、

石菖蒲 節者一寸九

紫菀 焙乾去土洗　人參 去頭蘆　欵冬花　桂心 各一兩

右件擣羅為細末煉蜜同石臼中擣一二

百下和皂皂大每服一粒煎糯米飲化下

張渙貝母湯方治肺中風欬嗽喘滿、

貝母 妙黃色

半夏 焙乾白礬湯洗七遍各一兩

乾姜 炮　麻黃 去節根

欵冬花 各半兩　甘草 炙

2387

右件捧羅為細末，每服一錢，水一小盞，入
生姜三片，杏仁二枚去皮尖同煎至五分，
去滓茯溫服。

惠眼觀証杏仁膏治小兒欬嗽凡傷寒涎壅

發嗽。

杏仁　　巴豆

皂莢　　銅青　半夏

右等分藥入甘鍋子內以鹽泥固濟火煆
之，勿令走去藥氣候冷取出為末服半錢，
或一字生姜蜜熟水調下。

患眼觀証金粉散最治傷風欬嗽或囬嗽後

多吐宜服、

麻黄 不去

貝母

鬱金 水煮

皂角

杏仁 去皮尖火 甘草 炙
別研

天南星 作餅子炙、

地膽 知母已上各 人參

糯米

右為末却入杏仁膏同研匀每服一錢水

半盏蜂糖二分盏薄荷二葉同煎五七沸

服、

劉氏家傳小兒肺中風形候欬嗽氣急咽喉

有涎。

麻黄 去根節 三錢　呵子 用内 二錢　甘草 炙 乙錢 对碎

右件藥、以水三椀、煎至半椀、去滓温服。一
歲小盞内三分。二歲五分。三歲七分。五歲
一盞不拘時候。

劉氏家傳小兒傷風嗽、及一切嗽。

五靈脂 錢半　半夏 炮裂 五個　甘草 炙 兩半

右件藥末之、每服半錢、熟水調下。

王氏手集菖蒲散方治肺中虱嗽。

菖蒲　　　　官桂　　　　甘草 炙 各 等分

2390

右為粗末，每服一錢，水六分，煎至三分，溫

服，量兒小大增減。

痰嗽第八

張渙論五藏之中肺藏最為嫩弱，若有疾亦

難調治。蓋小兒氣血未實，若解脫不畏風寒

傷冒皮毛，隨氣入於肺經，則令欬嗽。凡小兒

常令背暖，夏月芥襠之類亦須畏慎，蓋肺俞

在於背上，若久嗽不止，至傷真氣亦生驚風。

如嬰兒百晬內欬嗽十中一二，得差，亦非小

疾，若膈上痰涎，尤宜隨證療之。

《婴童宝鉴》：小儿欬嗽为容风流入于肺生其痰嗽也。

玉诀：欬嗽风痰候歌。

欬嗽因风肺受寒，三焦伏热转生涎，冷虚痰频嗽吐，时时发热喘连连。

小儿痰欬涎生之者，先与下涎，次和胃气。

后与治嗽疾。

圣惠治小儿欬嗽心膈痰壅咽喉不利少欲乳食，贝母散方。

贝母煨微 桔梗去芦 马兜苓

百合　款冬花　半夏湯浸七遍去滑

乾薑裂也　漢防已　麻黄去根節各乙分

甘草微赤剉炙　杏仁湯浸去皮尖雙仁麸炒微黄別研半兩

右件藥搗粗羅為散每服一錢以水一小

盞入生姜少許煎至五分去滓温服日三

五服量兒大小以意加減

聖惠治小兒欬嗽痰壅不欲乳食蟬殼散方

蟬殼炒微　桔梗　人參芦頭去

甘草赤剉微　陳橘皮焙各七分

半夏七遍去滑

右件药捣细罗为散，每服用生姜煎饮调下一字日三五服，量儿大小以意加减。

《博济方》治小儿妳食衝脾伤风欬嗽坠涎尊

蘆丸

甜葶蘼　纸上炒过　牵牛子　汉防己　熟各爐

大杏仁　研各半两　去皮尖炒熟

右煎三味先捣罗为末，入杏仁同研用煮枣肉再杵为丸，紫豆大，每服三丸至五丸，姜汤下，一日二服。

太医局辰砂化痰丸，治风化痰安神定志，利

咽膈清頭曰止欬嗽除煩悶承治小兒風壅

痰嗽

辰砂 研飛　　　白礬 研枯過者別
　　　炮乙　　　　洗各半兩
天南星兩　半夏 拌和作麵二兩生薑汁同

右半夏天南星為末合和令勻用生薑汁

煮麵糊和丸梧桐子大別用朱砂末為衣

每服十九生薑湯下食後服亦治小兒風

壅痰嗽一歲兒服一丸槌碎用生薑薄荷

湯下

嬰孺治少小膈中痰實嗽并治傷寒逐水麻

黄丸方、

麻黄　五味子

桂心　杏仁去皮　茯苓各三　紫菀四

乾姜分　細辛

右為末蜜丸小豆大、三四歲二三丸、不知

稍增、

嬰孺治少小欬涎、鷄骨散方、

鷄骨炙　紫菀分各二

右為末先食服二刀圭、不知加之

嬰孺治少小胷中有痰結熏師合兒嘔欬寒

煎方、

細辛　　甘草　　桂心

乾姜　　射干　　欵冬花

紫菀　各乙兩

右以蜜煎之、用蜜三升微火煎及二升服

一合、

嬰孺治少小胷中欬滿涎出撩膈五味湯方

五味子 四分　甘草 矢　細辛

常山 分　麻黃 去節 一分

右件藥以水三升煮取一升二合為三服、

服已大驗。

漢東王先生家寶治嬰孩小兒欬嗽有痰并

解諸般藥毒及上焦壅身上生瘡消痹氣三

黃丸方。

雄黃研　　膩金焙　乙錢各　巴豆三粒去殼　不出油

右為末枳爛飯丸如粟米大每服嬰孩三

丸半歲五丸一歲七丸飯飲吞下薄荷湯

亦可。

錢乙銀砂丸治涎盛膈熱實痰嗽驚風積潮

熱。

水銀結砂子三 皂子大

辰砂研 二

蝎尾去毒為末　鵬砂為末　粉霜研各

輕粉為末　郁李仁去皮焙秤為末　好臘茶錢各三

白礬牛乙錢各　鐵粉

右同為細末，熬梨汁為膏，丸如菜豆大，龍

腦水化下一丸，至三丸，亦名梨汁餅子，及

治大人風涎，並食後。

治嗽簌香湯方，平小兒心肺，消痰壅嗽。

紫蘇葉　木香　人參去芦頭各乙兩　陳橘皮兩

甘草炙　五味子各半

右件擣羅為細末，每服半錢，入生姜自然

汁少許同剉效湯調下

殢潤人參半夏丹方，消小兒痰飲、止嗽、

人參 去蘆　半夏 湯浸七 川麴姜

白术　天南星 各乙兩 並微炮

右件擣羅為細末，取生姜汁打麴糊和丸

如黍米大，每服十粒，煎生姜湯下，月內百

晬嬰兒，如針頭大沾在乳母妳頭上，令兒

吮之，

殢潤乳香半夏丹方，治小兒壯熱、喘嗽痰實

乳香 研　　　　　　半夏 白礬水浸
木香 各乙　　　　　　乙宿焙乾

已上擣羅為細末，次用

朱砂 飛乙兩 麝香 研乙　　金箔 片二研十
錢

右件都拌勻用生薑自然汁和如黍米大

每服十粒生薑湯下，量兒大小加減。

治小兒欬嗽墜痰紫金丸方

右以栗子雌黄不限多少細研，入鍋子內，

微火中燒令成汁，候冷研細，飯為丸如蘿

蔔子大，熟水下二丸。

2401

保生信效方利膈丸。治大人小兒風盛痰實
喘滿欬嗽風氣上攻。

黑牽牛 生半熟 四兩半

槐角子 各半 皂角子 不姝肥者去皮酥塗炙二兩 青橘皮 去白

齊州半夏 切焙秤半兩 湯浸洗七次

右為細末生姜自然汁打麵糊丸如桐子

大每服十五丸要殊風痰加至三四十丸

小兒風涎痰熱可作小丸量多少與之

保生信效方玉塵散治大人小兒痰壅欬嗽

氣促喘滿咽膈不利及大治勞嗽

天南星皮去　半夏各用筋浸洗七遍切焙

桔梗　桑根白皮者各等分自採土下

右为粗末，每服三大钱，水一盏半，生姜如

钱六七片，煎至八分，去滓温服，不计时候，

小儿痰盛嗽等，亦豆與之，政和癸巳歳，

官守豫章，以此方官舎人施無不得效，

萬全方治小兒欬嗽痰壅不欲乳食蝉蜕散

方：

蝉蜕微炒　　桔梗　陳橘皮去瓤

人参　　　甘草炙各乙上半夏七次去滑

各乙分半分湯洗

右件藥，搗羅為末，每服一字，生姜粥飲調下

聚寶方半夏丸，治小兒痰疾嗽方

半夏 七箇、丸、大者、湯洗七遍、切、生姜汁浸乙宿 定粉

北礬灰 大錢 各乙

右三味為末，麵糊丸如菉豆大，濃煎白芽根湯下五丸，至七丸，食後服

劉氏家傳治小兒欬嗽喘促、利膈化痰漢防己骨

漢防己 人參 半夏 洗去滑

甜葶藶 炒膈紙 白礬 枯

2404

右件各等分为末，炼蜜为膏，每服一皂子大，薄荷、姜汤化下。

张氏家传治小儿疾壅欬嗽

木通　　　青橘皮　　　天南星

皂角烧为灰各乙两　杏仁皮尖去巴豆烧上

轻粉令二十　　　麝香铢半　　　雄黄铢六

右同研为散子，食后茅香灯心汤下两字

许。

孔氏家传惺惺散解小儿风壅痰热，化涎嗽。

止烦渴。

2405

桔梗　　　人參　　　甘草炙

蘆藜根　　白术兩各乙　白茯苓

防風兩各半　　細辛分乙

右為細末、每服一錢、水一銀盞、入荊芥少

許同煎至五分去滓溫服

王氏手集白术半夏丸、化痰治小兒嗽和胃

止逆寬利胷膈思乳食

半夏洗去滑半兩湯浸　　白术

人參　　甘草炙　　乾姜錢各二半

右為細末生姜汁打麵糊為丸、菜豆大、每

服十丸、乳食後稍空煎生姜湯下。

王氏手集墜痰丸、治小兒痰實嗽嗽、壯熱生

驚呀呷喘滿、頭痛心忪、胷膈不利、心嘈惡心、

半夏 乙兩生　天南星 作丹子矣 水淅浸切

杜薄荷　白茯苓　白礬灰

人參　各半兩

右件為細末、生姜汁打麵糊為丸、每服五

七丸至十丸、生姜薄荷湯下。

長沙醫者丁時發傳華蓋散、治小兒痰壅嗽

嗽。

桑白皮兩乙　甘草炙

黄耆炙各二錢

桔梗洗三分

右為細末，每服半錢，湯點服。

長沙醫者丁時發傳，小兒化涎去風止欬嗽方。

半夏洗七次三分湯　天南星炮半兩　甘草炙三錢

皂角子粗炒燋二十一

右為末，每服一錢，水六分，入生姜二片，同

煎三分，去滓，溫溫服。

長沙醫者丁時發傳，治小兒痰鳴欬嗽、氣粗

2408

不食涎潮牵牛丸定喘、

牵牛半两 取末　螺青　白矾火飞各乙分

鹏砂钱乙　巴豆烧灯上　杏仁各七粒

右件为末、水煮糊为丸菜豆大、每服七粒、

淡姜汤下、

长沙医者丁时发传治丈夫妇人小儿痰鸣

涎响欬逆喘嗽、半夏丸、

半夏两

右用大萝蔔一箇、开一小铁子窍、取成罐子

入半夏在内、用好醋煮透赤色、取出细研

蘆薈半夏如泥，又別研入朱砂雄黃各一

錢，同為丸，黍豆大，每服量兒小大，五、七、九

至十九，生姜湯下。

長沙醫者鈿愈傅沿小兒涎盛欬嗽，上膈壅

熱。

鈆白霜　　　百藥煎　各半　兩

右件為末丸，鍊蜜和，丸如桐子大，每服一

丸，用薄荷湯化下，不計時候。

寒嗽第九

鈿乙論寒熱相反云，京東轉運使李公有孫

2410

八歲病嗽而胷滿短氣醫者言肺經有熱用
竹葉湯牛黃膏各一服治之三日加喘錢曰
此肺氣不足後有寒邪即使喘滿當補肺枰
勿用凉藥李曰醫已用竹葉湯牛黃膏錢曰
何治也醫曰退熱退涎錢曰何熱所作曰肺
經熱而生嗽嗽久不除生涎錢曰本虛而風
寒邪作何熱也若作肺熱何不治其肺而反
調心盖竹葉湯牛黃膏治心藥也醫有慙色
錢治愈

千金紫苑湯治小兒中吟及感寒暴嗽或上

氣候咽鳴氣逆，或鼻塞清水出者方

紫苑　　　　　杏仁　　　　黃芩

當歸　　　　　甘草炙各　　麻黃

桂心　　　　　橘皮　　　　青木香

大黃用乙兩嬰孺方乙兩半　　　　錢各六

右十味㕮咀，以水三升煮取九合，去滓，六
十日至百日兒一服二合半，一百日至一
百日兒一服三合。

千金五味子湯，治小兒風冷入肺，上氣氣逆
面青喘迫欬嗽晝夜不息，食則吐不下方

五味子

桂心　銖各六

紫苑

大黃　一兩

右十一味咬咀，以水二升半煮取九合，六

滓兒六十日至百日，一服二合半，一百日

至二百日，一服三合，其大黃別浸一宿，下

一方，無款冬花，大

黃有大棗三枚。

千金治小兒暴冷嗽，及積風冷嗽，魚氣送嗚。

菖蒲丸方，

當歸　各半兩　乾薑

細辛　銖三　人參

甘草　銖各六　款冬花　銖三

麻黃　方用半兩　嬰孺

菖蒲　　烏頭皮去尖　　杏仁
礜石　　細辛　　皂莢
款冬花各十　　乾薑炮　　桂心　　各銖六
紫菀八銖　　蜀椒銖五　　吳茱萸合六

石十二味末之蜜丸如桐子大三歲兒服
眼五九加至十九日三兒小以意減之兒
大以意加之暴嗽數眼便差

太醫局潤肺散治小兒寒壅相交肺氣不利
欬嗽喘急語聲不出痰涎壅塞胷膈煩滿鼻
塞清涕咽喉乾痛

麻黃 去根

人參 去芦頭 各二兩　貝母 去心，麸炒黃　桔梗

杏仁 麸炒黃 各二兩半　甘草 炙剉 乙兩

陳橘皮 湯浸去白 乙分

阿膠 各半兩 炒令黃燥

右件同杵羅為細末，每服一錢，水八分，煎

六分，去查，溫服食後，

太醫局華蓋散　治小兒肺感寒邪，欬嗽上氣，胸膈煩滿，項背拘急，聲重鼻塞，頭昏眩痛，

氣不利，呀呷有聲，

紫蘇子 炒隔紙　麻黃 去根節 湯浴過　杏仁 去皮尖炒

2415

桑白皮 蜜炙　　亦茯苓皮 去　陳皮 去白各
　　　　　　　　　　　　　　半兩

甘草 分炙乙

右七味為末，每服一錢，水一小盞，煎至五

分去滓，溫溫服。

太醫局人參半夏丸，治小兒肺胃受冷欬嗽，

氣急胸膈痞滿，喉中呀呻，嘔吐涎沫，乳食不

下，亦治癧嗽。

人參 去蘆　細辛 去苗　陳橘皮 各二兩

丁香　半夏 湯浸七次切焙　厚朴 去粗皮四兩

右為細末，用生薑汁打麵糊和丸，如麻子

大三歲兒服二十九。生姜湯下食後服量
兒大小加減。

嬰孺治少小肺冷嗽呼吸多要得於寒者紫
菀丸方

紫菀 分三　礜石 燒　桂心 分各三二

右為末雞子黃和丸小豆大乳送三丸大
人七九。日三常用良。

嬰孺治小兒風冷入肺嗽日夜不息晝或小
差。至夜即甚。食飲不下五味湯方

五味子　甘草炙　當歸

人參　麻黃 去節　紫菀

桂心　欵冬花 各三分　細辛

地黃 分 各乙　棗二十枚 秋擘

右水三升，先煮麻黃去沫下藥，煮一升一

服二合，小兒一合。

錢乙

百部丸，治小兒肺寒壅嗽微喘。

百部 焙乾　麻黃 去節，先作，末，各三分

杏仁 四十粒，去皮尖微炒，煮三五沸，研入藥

右拌和勻熟，蜜為丸皂子大，溫水化下三

二丸，煎時，日三四，此本方也，仲陽加松子

仁五十 飴糖丸之含化大妙

痰涎 木香半夏丹 治小児胃寒欬嗽

木香　半夏 湯浸七次焙乾　肉荳蔻 各乙两

藿香葉　丁香　白术 炮半两

右件擣羅為細末取生姜自然汁和如黍
米大每服十粒煎人参湯下量児大小以
意加減

患眼觀證 皂莢丸 治小児冷嗽

皂莢 不蚛者灸　肉桂 去皮　白姜 炮

右等分為末煉蜜為丸如○此大每服五

2419

九、大小加减，热水吞下。

王氏手集：紫蘇杏仁散。治小兒感寒，肺氣壅

滯、壯熱欬嗽、鼻塞清涕、語聲不出、胷膈膨脹、

痰實嘔逆、咽嗌疼痛煩渴喘息急。

紫蘇 灸　　杏仁 炒 各　　甘草 灸

麻黃 去節 各

右為粗末，每服一錢，水六分，煎至三分，去

滓，食後溫服。

王氏手集：潤肺膏。治小兒寒壅咳嗽。

水蔘　　柔針　　覆盆子

2420

枸杞子 杜茴香

京三稜 炮

生姜 甘草 两 各乙

各半 皂兒 炮 两

胡桃 箇十

温熱水下兒小白湯化下

右為細末鍊蜜為丸一兩作八十九·細嚼

王氏手集五味子膏調勻小兒肺胃止欬嗽

嘔逆中寒喘滿可思乳食

五味子　　人參　　白术

官桂　　乾姜

右各等分為細末鍊蜜為丸一兩作八十

九，每服一丸，沸湯化下，日三四服。

吉氏家傳治小兒一切寒嗽。

川烏 大者炮 去皮尖

右為細末，用生薑自然汁為丸，如小菜豆
大，每服七丸，或十丸，大人亦可服，熟水下，
朱砂為衣。

熱嗽第十

錢乙論溫冷用藥云，東都張氏孫九歲，病肺
熱，他醫以犀珠、龍、麝、生牛黃治之一月不愈，
其證嗽喘悶亂，飲水不止，全不能食，錢氏用

史君子丸益黄散。张曰：本有热，何以又行温药。他医用凉药攻之一月，尚无效。钱曰：凉药久则寒不能食。小儿虚不能食，当补脾。候饮食如故，即泻肺经，病必愈矣。眼补脾药二日，其子欲饮食。钱以泻肺白散泻肺，遂愈。十分张曰：何以不虚？钱曰：先实其肺，然后泻肺，故不虚也。

小儿频嗽又饶啼喘息，时时似火堆，此是乳食衔膈热，莫宽神窟恐延迟。沙糖

元叔堂酥炙秤合依方請不疑更取麥

門知母等三焦洗了是良醫

知母散

知母　　　麥門冬　　　甘草各乙分生

皂角盆子合出火毒半兩去皮酥炙用

右為末每服二錢水一盞同煎至八分分

五服放冷下

嬰童寶鑑治小兒欬嗽解風熱一捻金方

白殭蠶乙兩　甘草半兩炙　延胡索乙分

右件為散每服一捻薑汁調下

良方治小兒熱嗽

馬牙硝　　白礬兩各八　　黃丹乙分

右同研入合子固濟火燒令紅覆潤地一
夜再研加龍腦半錢廿草湯下一字或半
錢。

張氏家傳治孩兒虛熱生涎欬嗽人參散方

人參　　貝母炒去心　　欵冬花去皮

半夏水煮透乾為末用姜汁作餅子焙乾　　廿草乙錢各

右件為細末每服半錢水四分入杏仁二

粒去皮尖同煎至二分溫服。

莊氏家傳治小兒脾肺壅熱欬嗽金華散并

氣粗喘、

貝母七分　漢防己　甘草炙各半分

馬牙硝兩半

右件為細末每服半錢水四分或一錢煎

溫服一日三服如壅甚時時與服無妨

吉氏家傳治小兒上焦壅熱及心肺虛熱嗽

不止清肺丸、

好連翹乙兩　腦子研少許

右末煉蜜丸彈子大食後臨卧含化忌豬

肉濕麵、

長沙醫者丁時發傳半夏散治小兒肺熱欬

嗽止涫潤肺、

半夏 乙兩 姜汁　貝母 三分　柴胡 蘆去

杏仁 研炒　川升麻　桑白皮 炙

地骨皮　欵冬花　麥門冬 心去

馬兠苓　青橘皮 各半兩　甘草 一分

右為末、每服一錢薄荷一葉綿一片裹藥

末用水一盞、生姜一片棗半枚煎五分用

盞盛放火上、時時温服、忌生冷毒物、

火嗽第十一

聖惠治小兒嗽久不止，心神煩悶，蕪荑煎方

蕪荑乙一顆熟者，去仁，以童子小便

酥乙乙升相和，研絞取汁　甘草乙一分生用　蜜乙兩

右件藥以銀鍋子中煖火煎如稀餳，每服以清粥飲調下半錢，日四五服，量兒大小，以意加減。

聖惠治小兒嗽久不止，不灰木散方

不灰木乙燒令通赤　貝母乙黄煨令用牛糞窖

甘草乙上各半兩，炙微赤剉，己

右件藥搗粗羅為散，每服一錢，以新汲水

一小盞，點生油一二滴，打令散，煎至五分，

去滓，分溫服，一日四服，量兒大小，以意加

減。

嬰孺治小兒欬嗽，經年不差，喉鳴喘成疹麻

黃丸方。

麻黃　去節　　細辛　　　甘草　各二炙

款冬花　　　　柴胡　　　紫菀　各灸分

伏苓　　　　　百部　　　枳實　三分

貝母　　　　　大黄　分各五　黃芩　分四

杏仁炒六分

右為末蜜丸烏豆大。四五歲兒一服二十

九日再稍加之。

卧，但常把坐，附子煎圓。

嬰孺治小兒久嗽上氣連年胸中迫滿不得

附子炮二箇　款冬花　芎升各二

細辛　礜石分各五　飴糖升二

白术分二　蜀椒一升去汗者合口者　五味子分四　竹根

桂心分三　射干把各一　紫菀十分　酒升三

右十二味以酒煎候竹根黄黑去滓下饴
糖於酒中更煎令可圓服桐子大一九至
十九

嬰隔治小兒嗽經時不差一嗽氣絕及傷肺
見血桑白皮煎方

桑根白皮切五合東引者

甘草

貝母各二分

李根白皮切四分

款冬花分

麥門冬六分去心

茯苓

芍藥

杏仁炒十分各八分

白狗肺切一具

升麻

淡竹青皮分八

2431

蜜　　地黄汁各乙升　黄芩分乙

右以水一斗，煮及三升，去滓，下杏仁膏地

黄汁蜜，微火上煎，不住撹，至二升三合，綿

濾絞汁，二三歳兒一合，温服之日進五服，

夜三服，

鳳髓経杏仁膏治小兒日久欬嗽不差

杏仁尖去皮　茯苓去皮各分乙

杏仁尖去皮　乙挺重乙銭半

不蛀皂角去皮蜜炙乾

右為細末，煉蜜為膏一皂子大，薄荷蜜水

下，

2432

庄氏家传，治小儿火嗽不止。

柴胡芦去　　黄芩各半两　　甘草炮乙分

右为末，每服一钱，煎葱汤调下，不过再服。

长沙医者丁时发传，治大人小儿火嗽不止。

痰吐喘闷气噎，知母散。

知母　　　　　贝母　　　　　柴胡

黄芪炙　　　　紫菀洗　　　　马兜苓

半夏白矾洗煮乾为度　杏仁研炙皮去

桑白皮炙白矾研　　款冬花各等分

右为细末，每服一钱，水七分盏，同煎三分。

2433

去滓時時服，或生姜自然汁煮糊為丸，每

服五七九，生姜湯下。

長沙醫者丁時發傳貝母散，治小兒火嗽氣

急。

貝母煨微　　杏仁皮炒　　麥門冬去心

欵冬花各乙　紫苑去苗

右為末，用乳汁調下半錢。

長沙醫者丁時發傳半夏丸，治小兒火嗽痰

吐頭疼。

半夏　　天南星各乙兩皂角水二味煮乾

白礬　石膏　川烏頭他各乙分

右為末生姜自然汁為丸菉豆大每服十

九生姜湯下、

幼幼新書卷第十六

幼幼新書卷第十七　寒熱瘧㿃凡廿二門

2439

瘧疾熱而後寒第十

瘧疾寒而後熱第十一

瘧疾寒熱更作第十二

瘧疾熱而不寒第十三

瘧疾寒而不熱第十四

瘧疾熱多於寒第十五

瘧疾寒多於熱第十六

瘧疾寒熱相等第十七

瘴瘧第十八

久瘧第十九

瘅後引飲第二十

瘅後脇內結硬第二十一

瘅後頭面浮腫第二十二

痰實第一

巢氏病源小兒痰候，痰者，水飲停積胸膈
之間結聚痰也。小兒飲乳因冷熱不調停
積胸膈之間結聚成痰，痰多則兒令飲乳
不下吐涎沫變結而做壯熱也。痰實壯熱
不止則發驚癇。

千金治小兒痰實結聚宿癖羸露不能飲

食真珠圓方、

真珠半兩　　麥門冬去心壹兩　䕡仁去皮百枚

巴豆去皮膜四十枚

右四味末之，蜜圓皆嵗兒服二圓如小豆大，二百日兒，服如麻子二圓，漸增，以知為度，當下病，亦黄白黒葵汁，縱下勿絶藥，病盡下自止，久服使小兒肥白，以試驗、

千金治八嵗已上兒，熱結痰實不能食自下方、

芍藥

栀子　貳兩

知母

大黃　各貳兩

柴胡　陸銖

升麻

黃連　宣兩

黃芩　兩半　各貳

竹葉　切壹升半

桔梗　半

細辛　銖拾伍

右十一味㕮咀，以水六升，煮取一升八

合去澤，分四服，十歲兒為三服，外臺有

枳實杏仁各一兩半，而無桔梗黃連，

千金治十五巳下兒，熱結多癖，食飲減自

下方、

大黃　　柴胡　　黃芩　各叁兩

2443

枳實　麩炒壹兩

升麻

芍藥

知母　拾捌銖

栀子仁　各貳兩半

生姜　拾壹

杏仁　尖貳兩　湯浸去皮

竹葉　切壹升半

右十一味㕮咀，以水六升半，煮取二升

十歲至十五歲者，分三服。

經驗後方，治大人小兒痰實火患風癇癲

喉風鹹嗽，遍身風疹，急中涎潮等，此藥不

大吐逆，只出涎水方。

永蒂　多少　不限

2444

右细研为末，壮年一字，十五已下气怯，小儿半字，早晨井华水下。一食须含沙糖一块，良久涎如水出。年深涎尽有一块如涎布水上如鉴矢涎尽食粥一两日。如吐多困甚，即嚼麝香汤一盏即止。矢麝细研温水调下，苦太平尚书觉昏眩即服之取涎有劾。

聖惠治小儿疾实壮热心胷壅闷不欲乳

食前胡散方。

前胡 芦头去 半两 枳壳 麸炒微 黄去瓤 赤伏苓

2445

川大黃剉微炒　甘草炙微赤剉　各壹分

右件藥擣羅為散，每服一錢，以水一

小盞，煎至五分，去滓溫服，日三四服，更

量兒大小，加減服之

聖惠治小兒痰氣結實煩壅半夏散方

半夏湯洗七遍去滑剉　川大黃剉碎微炒

甘草炙微赤剉　各壹分

川朴消壹兩

前胡半兩去蘆頭

右件藥擣羅為散，每服一錢，以水一

小盞，入生薑少許，煎至五分，去滓溫服

日三四服，量兒大小，以意加減。

聖惠治小兒痰壅結實時欲嘔吐，陳橘皮

散方

陳橘皮　湯浸，去白瓤，焙

麥門冬　去心，焙　各半兩

前胡　去蘆頭

川升麻　分各壹

桑根白皮　剉

川大黃　剉碎，微炒

右件藥搗羅為散，每服一錢，以水一小盞，煎至五分，去滓，不計時候溫服，更量兒大小，以意加減。

聖惠治小兒五六歲痰實不散，宜服此方。

撩後方連子當
化蓮子

前胡去蘆　川大黄剉碎妙微　枳殻麸妙微黄去瓤

甘草灸微赤剉壹分　川朴消兩

右件藥搗羅為散，每服一錢，以水一

中盞，入生姜連子大煎至六分，去滓，量

兒大小分減溫服。

聖惠治小兒痰實壅悶，時後嘔吐，不欲乳

食，赤茯苓散方。

赤茯苓　川朴消各半兩　甘草灸微赤剉

陳橘皮湯浸去白瓤焙　旋覆花壹分

右件藥搗羅為散，每服二錢，以水一小

小盏，入生姜如蓮子大，煎五分，去滓，量
兒大小，分減溫服。

治小兒疾實心胷不利，多欲嘔吐，前

胡散方。

前胡 去蘆頭 貝母 煨令黃 白术

桑根白皮 剉 人參 去蘆頭

陳橘皮 去白瓤焙 各壹分

半分湯浸

右件藥搗麁羅為散，每服一錢，以水一

小盏，煎至五分，去滓，不計時候溫服，量

兒大小，加減服之。

2449

聖惠治小兒瘀實往來寒熱不欲飲食肌
體羸瘦芒硝圓方
川芒硝　川大黄剉碎微炒　代赭石各半兩
半夏湯浸七遍去滑　甘遂微炒各
杏仁雙仁湯浸去皮尖麩炒微黃
右件藥搗羅為末煉蜜和圓如黍粒大
空心以溫水下兩圓量大小加減與服
之
靈苑治小兒瘀實結滯時發寒熱膈中涎
壅及哮呷喘急煩躁不得睡眠犀角圓方

犀角 壹錢 醋末　白术　桔梗

陳橘皮 壹錢 金銀箔 各用三片以水銀

巴豆 叁粒去皮以棗子壹箇裹之燒令香熟又取巴豆細研 壹錢結成砂子

右件七味同研令勻以鍊蜜為圓如小

豆大每服一圓至二圓用薄荷水研下

量兒大小臨時加減圓數

嬰孩後治小兒膈上有痰飲癥候方

獨 松蘿

常山 五分 各

甘草 三分 知母 四分

右水一升浸一宿煑五沸去滓空心服

三合，當吐痰為度

焊溺香橘皮丹消小兒宿食痰滯

陳橘皮 去白焙乾　木香 各壹　白朮 也

草豆蔻 微炮面裹　牽牛子　薑黃 兩 各半

右件擣羅為細末，滴水和，圓如黍米大

每粒十粒，煎蔥白湯下，大小便澀，或不

通，即乳食前服之

焊溺枳殼湯治小兒痰實，壯熱不除

枳殼 去瓤麩炒　半夏 湯洗浸焙乾　木香

前胡 兩 各壹　乾薑　甘草 炙半兩 各

右件擣羅為細末，每服一錢，水一小盞，

入生姜三片、陳橘皮少許，同煎至六分，

去滓放溫服。

殘瀝前胡半夏丹治小兒痰實壯熱。

前胡

川朴消

　　　　　半夏　各壹兩湯洗

右件擣羅為細末，取生姜汁和，圓如黍

米大，每服十粒，煎人參湯下。

　　　　　麥門冬　去心

　　　　　　　　　大黃　半兩炮各

殘瀝神麴湯治小兒痰實，

神麴　炒微　　　　姜黃

　　　　　　　　　　　　木香

2453

半夏　用生姜捌两切作片子同擣
成膏慢火炙令黄各壹两

甘草　炙

青橘皮　黄炒　　白茯苓　两
各半

右仵擣罗为细末每眼半钱入盐少许

沸汤点放温熟眼

猿澳白金丹消小儿疾实利膏膈

前胡　桑白皮　剉　半夏　汤浸柒遍
各半

白术　炮各　人参　去蘆　陈橘皮　两

甘遂　壹分
微炒

右仵擣罗为细末炼蜜和圆如黍米大

同温水下五粒至七粒周眸小儿并二

保生信效方、逍遙丸、治膈實氣痞、痰盛喘促、

半夏湯浸洗柒次焙壹兩　赤茯苓去麄皮各一兩　枳實去瓤麩炒

檳榔剉

右同為細末、生姜自然汁煮麵糊和、圓如菉豆大、每服二三十圓荆芥湯送下、

別作小圓與小兒、

吳氏家傳治大人小兒風壅咽喉不利疾實煩渴困倦頭脣或發潮熱及一切風疾

2455

瘰疬並豆贩之

龍腦薄荷葉 去沙土 用拾兩　薇蘞根 止用 壹兩

荊芥穗 生用肆兩　甘草 生用伍 一分　縮砂仁 生用叁兩

右件為細末每四兩藥末入炒鹽末一

兩研勻以瓷器盛貯每服一錢如茶點

喫、

吉氏家傳治兒生百日以來痰實

柴胡 半分　當歸　大黃 各貳

甘草　茯苓 各三 錢

右水四合煎取一合去滓分兩日與服

2456

吉氏家傳又方

黄連　人參　朴消各叁銖

右以水二大合、煎半合、三次與服

吉氏家傳小兒二歳疾實方

白檳榔枚一　青木香分半　大黄分一

茯苓分貳

右以水五大合、煎二合、去滓、服二次

吉氏家傳又方

黄連　黄芩　生姜各貳分

右以水五合、煎三合、去滓服盡

2457

吉氏家傳治四五歲兒痰實、

大黃　　人參 各一分　厚朴

甘草 各半分　朴消 湯化 貳銖

右以水五大合、煎二合、去滓下朴消一

日服之、

吉氏家傳治六歲兒痰實、

半夏 洗柴次　草菓子 各貳枚　朴消 貳銖

生姜　杏仁 各如二塊大

右末以水六合、煎三合、去滓、下朴消空

心日二服、

吉氏家傳治八七歲兒疾實

黃芩　前胡 分各一　黃連 分三

山栀子 筒 紫

右末以水九合、煎五合眼、

長沙醫者丁時發傳黑散子治小兒涎窒

欬嗽吐逆

天南星　半夏　豬牙皂角

巴豆　白礬

右件等分入无罐子、用火煅存性、每用

半錢、蕭蕭汁調下、或麥門冬桑白皮湯入

蜜下

長沙醫者鄭愈傳治、小兒咽喉涎鳴如鋸

兼傷寒身熱面赤、一切涎等壞涎圓方、

半夏貳錢、研、以生姜自然汁搜作餅子、用慢火炙黃乾、

粉霜　釯白霜　巴豆霜

雄黃　蝎稍各半錢

右各為末、再研令匀、稀麵糊為圓如此

○大、取涎、每眼五圓、用燈心湯化破、如

涎末下、再用燈心湯投下即吐、如取涎

連三眼即瀉、補之、

2460

寒熱往來第二

巢氏病源　小兒寒熱往來候，風邪外客於
皮膚而內痰飲漬於藏腑，致令血氣不和，
陰陽更相乘尅，陽勝則熱，陰勝則寒，陰陽
之氣，為邪所乘，邪與正相干，陰陽交爭，時
發時止，則寒熱往來也。

張渙論　小兒內有痰飲漬於藏腑，外感
風邪，與正氣相干，則成寒熱往來之病，甚
者已溂羸瘦，又痰實壯熱不除者，變成驚
癇，又夏傷於暑者，至秋成瘧。

2461

嬰童寶鑑、小兒寒熱往來歊。

邪入皮膚裏　　還歸藏腑惢

陰陽多闒爭　　寒熱往來頻

千金、治小兒卒寒熱不佳不能服藥、茅草

湯浴方、

茅草　　　　丹參

菖蒲斤半　　蛇牀子貳兩　　桂心壹兩各叁五

右六味㕮咀、以水二斗、煮三五沸適寒

温以浴兒、避目及陰、

千金、治小兒忽寒熱、雷圓湯浴方、

雷圓壹拾枚 大黃四兩 苦參壹兩

石膏各壹兩 黃芩壹兩 丹參兩

右六味呚咀，以水二斗煮取一斗半浴

兒避目及陰浴訖以粉々之，勿厚衣，一

宿復浴。

千金，治小兒生一月至五月，乍寒乍熱方，

右細切柳枝，煮取汁洗兒若渴絞冬瓜

汁眼之。

仙人水鑑，孩子百日內忽有寒熱何以治

之，與冷藥喫即乳，寒嘔逆若與熱藥治之

2463

其病加甚、無神法聖術冏循喪兒之命、博
覽石室秘方用之應妙、

桃花瘡末一錢餘、　甘草克湯力更煖

藍花只消一兩字、乾　灘之入口立消陰、

右三味為末、每服半錢湯調灌之、

傷寒類要、療小兒寒熱及熱氣中人

右用豬後蹄燒灰研末以乳汁調一撮

服之、効、

聖惠、治小兒寒熱住來、面色萎黃、柴胡散

方、

柴胡半兩去苗　石膏二兩

麻黃去根節　秦艽去苗　常山分

川大黃剉碎微炒各一

右件藥搗羅為散，每服一錢，以水一

小盞，煎至五分，去滓溫服，日三服，量兒

大小，以意加減。

太醫局小柴胡湯治大人小兒傷寒溫熱

病身熱惡風頭項強急胷滿脇痛嘔噦煩

渴寒熱往來身面皆黃小便不利大便祕

鞕或過經未解或潮熱不除及差後勞復

發熱頭痛，婦人傷風頭痛煩熱，經血適斷

2465

寒熱如瘧，發作有時，及產後傷風，頭痛煩

熱，並宜服之。

柴胡去蘆頭秤半斤　黃芩　人參去蘆頭秤

甘草炙各二兩　半夏湯洗柴次焙秤貳十兩半

右五味，同為麄末，每服三大錢，以水一

盞半，入生薑五片、棗一箇擘破，同煎至

七分，濾去滓，稍熱服，不計時服。小兒分

作二服，更量大小加減。

柴湖秦艽湯方治小兒寒熱往來病。

秦艽去苗　鱉甲醋炙微黃去裙襴各一兩

川大黄剉碎　　麻黄各半两去根节竹筎微炒

甘草一分炙各

右件捣罗为麤散，每服一钱，水一盏，入葱白二寸同煎至五分，去滓温服，量儿大小加减。

張渙天方人參前胡散

人參去蘆　　前胡　　柴胡去苗各一两

桔梗　　地骨皮　　甘草炙各

半夏汤洗亦扁焙乾各半两

右件捣罗为细末，每服一大钱，水一小

盏，入生薑二片，煎至半盏，去滓放温服。

量兒大小加減。

張渙又方 芍藥湯

赤芍藥 一兩　黄芩　當歸 剉焙乾

柴胡 各半兩　肉桂　甘草 炙各一分

右件搗羅為細末，每服一錢水八分一

盏，入生薑二片，棗一枚同煎至五分，去

滓温服。量兒大小加減。

胜氏家傳 療少小卒寒熱不佳不能服藥

李棗浴兒方。

右用李葉不拘多少煮湯、又白並又苦參

往來寒熱、

王氏子集、柴胡人參湯、治小兒脾熱生風、

柴胡　　人參　　芍藥

茯苓　　甘草炙

右等分、每服二錢、水一盞八、生薑三片

煎至四分溫服、

寒熱五藏煩滿第三

巢氏病源、小兒往來五藏煩滿候、風邪外

客於皮膚、而內疾飲漬於腑藏、致令血氣

不和，陰陽交爭，故寒熱往來，而熱乘五藏、

氣漬不泄，故寒熱往來，而五藏煩滿。

玉訣：小兒寒熱虛積候歌。

頻頻發熱藏中圖，有積因傷未退除

煩赤口瘡多躁渴，疾生不食胃還虛

此患先調氣次取，虛積下涎後補虛即

安也。

玉訣：又寒熱虛積候云，此候先調氣次解
虛熱，有熱不去，下真珠圓取，後 方 在

玉訣：真珠圓治小兒寒熱虛積，五藏煩滿。

及下風涎積滯鶯食痹積

南星　半夏　　滑石錢　各末十貳

輕粉半錢　巴豆貳箂粒　去心油

右末之麺糊圓如子大每服十五二十

圓煎葱湯吞下

寒熱腹痛第四

巢氏病源小兒寒熱往來腹痛候風邪外

容於皮膚而內疾飲漬於腑藏血氣不和

則陰陽交爭故寒熱往來而藏虛木挾宿

寒邪入於藏與寒相搏而擊於藏氣故寒

熱往來而腹痛也。

千金治小兒寒熱進退啼呼腹痛生地黃湯方。

生地黃　桂心各貳兩

右㕮咀。以水三升煮取一升。春歲已下服二合。已上三合。

聖惠治小兒寒熱往來，啼呼腹痛宜服赤芍藥散方。

赤芍藥微炒　當歸微炒剉碎　寒水石

甘草炙微剉　黃芩各半兩　桂心一兩

右件藥搗篩羅為散，每服一錢，以水一

小盞，入生地黃半分，煎至五分，去滓，不

計時候溫服，量兒大小，加減服之

聖惠治小兒脇下有氣塊，腹痛端逆，氣息

難為往來，寒熱羸瘦，不食，馬通粟圓方

馬通內粟　細辛

杏仁麩炒微黃各三分　石膏

五味子　秦艽去苗　白茯苓

半夏湯洗柴遍去各一分　紫菀洗去苗土

右件藥搗羅為末，煉蜜和圓如麻子大。

2473

每服，以粥飲下五圓，日三服，量兒大小

以意加減。

嬰孺治少小寒熱進退，啼呼腹痛，六味湯

方：

地黄　　　桂心各捌分　芍藥

寒水石　　黄芩炙　　甘草二分各炙

右切細，以水三升，煮一升半，一歲兒二

合，至三合，量與服之。

寒熱結實第五

2474

炭皮膚而內疾飲潰炭腑藏使血氣不和

陰陽交爭則發寒熱而藏氣本實復為寒

熱所來則積氣在內使人胃胺心腹煩熱

而滿大便苦難小便赤澀是為寒熱結實

也、

千金小兒連連壯熱實滯不去寒熱往來、
微驚悸方、

大黃兩　　　黃芩　　　薟薟根
甘草捌銖　各拾　滑石兩　桂心
壯蛎　　　　人參　　　龍骨

2475

凝水石　白石脂　消石各半兩

右十二味㕮咀、以水四升、煮取一升半、

服三合、一日一夜令盡、雖吐亦與之、一

本加紫石英半兩、

聖惠治小兒寒熱結實或熱攻衝心肺氣

急晝夜自汗、日漸消瘦不喫乳食、柴胡圓

方、

柴胡去苗　　川大黃剉碎微炒　赤茯苓

鱉甲塗醋炙微黃去裙襴各半兩　木香

人參去蘆　　桂心

2476

枳殼麸炒微黄去瓤　甘草炙微赤剉各一分

右件藥搗羅為末，煉蜜和圓如麻子大

每服用溫水下五圓，日三服，量兒大小

加減服之

聖惠治小兒增寒壯熱發歇不定腹中結

實不能乳食犬黃圓方

川大黃剉碎微炒　柴胡苗去

赤茯苓　人參去頭蘆　木香

桂心　枳殼麸炒微黃去瓤麩　檳榔各半兩

桃仁湯浸去皮尖雙仁麸炒微黃各一分

右件藥，擣羅為末，煉蜜和，圓如麻子大，

每服以溫水下五圓，日三服，量兒大小，

加減服之。

聖惠治小兒寒熱結實脅下妨悶不欲乳

食鱉甲散方。

鱉甲 塗醋炙令黄去祀襴　赤茯苓

枳殼 麩炒微黄去　川大黄 剉碎微妙

川朴消 各一兩

右件藥，擣羅為末，每服一錢，以水一

小盞，煎至五分，去滓放溫，不計時候，量

儿大小分减温服。

圣惠治小儿宿食疾癖寒热、脐藏结实、且服芒硝圆方。

川芒硝　　　　川大黄劉碎　代赭石各半
　　　　　　　微炒　　　　　兩

半夏湯泡柒次去各壹十分

杏仁炙半枚枝去皮心別研

巴豆貳拾枚去皮心紙裹壓去油

右件藥搗羅為末、與巴豆杏仁膏一處研匀、錬蜜和搗三二百杵、圓如菉豆大。

五六歲兒、空服以溫水下一圓、以圓為

度，

圣惠治小儿腹有积滞，致生寒热，脐藏结

实心腹气胀，常多少力，五灵脂圆方。

五灵脂　　　　木香各半　　　　川大黄剉碎微炒

陈橘皮去白微焙　三分汤浸

巴豆霜分各一

右件药捣罗为末，入巴豆霜同研令匀。

用软饭和，圆如黍米大。每服以粥饮下

两圆，儿小即一圆，

寒热食不消第六

2480

巢氏病源小儿寒热往来食不消候，风邪客于皮肤，内有疾饮渍积于藏腑，使血气不和，阴阳交争，则寒热往来。其脾胃之气宿挟虚冷，表虽寒热而内冷，发动故食不消也。

千金翼治小儿寒热欬逆腷中有癖乳，若吐不欲食方。

乾地黄四两　麦门冬去心五味子各一

蜜各半斤　大黄　消石各一两

右六味㕮咀，以水三升，煮取一升，去滓，

内消石蜜，更煮令沸，眠二合，日三，膏中

当有宿乳一升許出，兒大者服五合，

聖惠治小兒寒熱住來，頭疼嘔吐，及乳癖，

訶梨勒圓方，

訶梨勒皮　木香　人參去芦頭

赤茯苓　桂心　川大黄微炒三分

陳橘皮湯浸去白焙各半兩　柴胡去苗

右件藥搗羅為末，鍊蜜和，圓如麻子大，

每服以薄荷生薑湯下五圓，日三四服，

更量兒大小以意加减，

2482

寒熱能食不生肌肉第七

巢氏病源小兒寒熱往來能食不生肌
候風邪客於皮膚內有痰飲漬於腑藏使
血氣不和陰陽交爭故發寒熱往來胃氣
狀熱熱則消穀穀消則引食陰陽交爭為
血氣不和血氣不和則不能充養身體故
寒熱往來雖能食而不生肌肉也

外臺古今錄驗療小兒寒熱食不生肌肉

大黃圓方

大黃 二斗米下

大黃 一兩蒸之 桂心

乾薑
炮合二分

巴豆伍拾粒去
心皮熬

消石
以叄分熬魚者
芒硝代之

右五味搗篩四味別搗巴豆令如泥合

和以蜜更搗二千杵圓如桐子壞一圓

湯服之但熱在膈上當吐在膈下當利

預作粥如服已吐下圓法服藥兩食頃

不吐下以熱飲動之若不得吐下可更

服一圓半能藥狀人可二圓此藥優於

他下藥圓故宜大小下多冷粥解之若

有瘡綿挺如指蜜和一圓坐挺頭且內

瘡中瞤出之不差，更作温病，不得大便

服之得下佳，宿食不消亦服之，飛尸遁

尸癥服半圓日一應湏史止，心腹脹滿

痛脹者依發日宿勿食清晨服

一圓丁壯人服二圓得吐下忍咇過發

時乃食，婦人產後血結中奔走起上下

或絕產無子或月經不調面目青黃服

半圓小兒淋瀝寒熱臚脹大腹不欲食

食不生肌，三四歲如麻子服一圓日一

六七歲兒服二圓，比三十日，心腹諸病

2485

差児小半之愈、大良、忌野豬肉蘆筍生

葱、

寒熱不食羸瘦第八

聖惠治小児寒熱往來、四肢羸瘦鱉甲散

方、

鱉甲叁分塗醋　　　　　　淡竹筎如

川大黃剉碎微妙　常山許大

各一分　　杏仁一杏仁

右件藥擣麤羅為散、每服一錢、以水一

小盞、入葱白二寸、同煎至五分、去滓、研

入麝香一豆大、更煎一兩沸、温服、日三

2486

服，更量児大小，以意加减。

聖惠治小児寒熱往来腹脹漸瘦不能食，宜服鱉甲散方。

鱉甲 一兩，塗醋炙，令黄去裙襴。

子苓 赤芍藥 赤茯苓

川大黄 剉碎微炒 甘草 赤剉 知母 三兩 當歸 剉微炒

柴胡 去苗三分 訶梨勒皮 三分 檳榔 三枚

陳橘皮 焙用叁分 湯浸去白瓤

右件藥擣羅為散，每服一錢，以水一小盞，入生薑少許，煎至五分，去滓不計

2487

時候溫服、量兒大小、加減服之、以利為
度、

聖惠治小兒寒熱往來、乳食不下、四肢羸
力、心腹脹滿、上焦痰壅、漸漸羸瘦、柴胡散
方、

柴胡 去苗　　　鱉甲 醋炙令黄去襴各一兩

人參　　　　　前胡

訶梨勒皮 湯浸去核　地骨皮　　赤芍藥 炙微

杏仁 仁湯浸去皮尖麩炒微黄　枳梗 蘆頭　甘草 赤剉

陳橘皮 焙各半兩

2488

右件药捣筛，为散。每服一钱，水一小盏，
煎至五分，去滓，不计时候温服。量儿大
小加减服之。

圣惠治小儿寒热往来，不能乳食，羸瘦，心
腹胀，五味子散。

五味子　　　当归微炒剉碎　人参

桔梗　　　　前胡芦头去　白术

赤茯苓　　　黄芩各用一分　甘草半分炙赤剉

麦门冬去心焙半两

右件药捣麤罗为散。每服一钱，以水一

小盏煎至五分，去滓温服，日三四服，更

量儿大小，以意加减。

聖惠治小儿寒熱往來，食少羸瘦人参散

方，

人参去頭蘆　　黄芪剉　　柴胡去苗

白茯苓　　鱉甲塗醋炙令黄去裙襴

木香各半　　甘草炙微赤剉　　白术

桃仁湯浸去皮尖雙仁麸炒微黄各壹分　　訶梨勒皮参分

右件藥搗細羅為散，不計時候，以粥飲

調下半錢，量儿大小，加减服之。

2490

聖惠治小兒往來寒熱多汗心煩小便赤

黄不欲乳食四肢羸瘦黄耆圓方

黄耆剉　麥門冬去心焙　赤茯苓

白术　子芩　甘草各一分

柴胡去苗　鱉甲塗醋炙令黄去裙襴各半兩

右件藥搗羅為末鍊蜜和圓如菉豆大

每服以粥飲下五圓日三四服量兒大

小加減服之

聖惠治小兒乳食不節傷於脾胃致往來

寒熱時復嘔吐不欲乳食日漸羸瘦宜服

2491

檳榔圓方

檳榔　丁香　桂心

人參〔去蘆頭一分〕　川大黃〔剉碎微炒〕　訶梨勒皮

陳橘皮〔焙各半兩湯浸去白瓤〕

右件藥搗羅為末，鍊蜜和圓如菉豆大

不時〔計〕候以薄荷生薑湯研下五圓，看

兒大小加減服之。

張渙香甲散方治寒熱往來肌瘦

鼈甲〔去裙襴酥炙黃〕　木香〔各一兩〕　川大黃〔微炒〕

陳橘皮〔焙乾〕　當歸〔乾洗焙〕　柴胡〔去苗〕

知母 炙各半两　　　　甘草 炙各半两　　　　槟榔 枚叁

右件捣罗为麄散，每服一钱，水一小盏，入生姜二片，煎至六分，去滓温服，量儿大小加减。

瘴疾第九

巢氏病源瘴病候，瘴病者由夏伤於暑，客在皮肤，至秋因劳动血气，腠理虚而风邪乘之，动前暑热，正邪相搏，阴阳交争，阴阳更盛更虚，故发寒热，阴盛则寒，阳盛则热，阴阳相离，则寒热俱歇，若邪动气至交争復發，故瘧休作有時。其發時節漸晏者，此由邪客於風府，邪循膂而下，衛氣一日一夜常大會於風府。其明日日下一節，故其作日晏。其發早者，衛氣之行風府，日下一節，二十一日下至尾骶，二十二日入脊内，上注於伏衛之脉，其行九日出於缺盆之内。其氣既上，故其病發更早。其間日發者，由邪氣内薄五藏橫連募原，其道遠，其氣深其行遲，不能日作，故間日蓄積乃發也。凍其行遲不能日作，故間日蓄積乃發也。小兒未能觸於暑而亦病瘧者，是乳母他

2494

持解脫不避風者也。

聖惠、夫小兒瘧病者是夏傷於暑熱客於皮膚至秋後為風邪所折陰陽交爭故發寒熱而成瘧也凡發欲解則有汗出汗出多則津液減耗又熱乘於藏則生壅躁其瘧差之後腑藏未得腹內猶有熱欬渴而引飲也若引飲不止小便澀者則變成飲癖也

茅先生小兒生下有中脾寒候兒身上發寒久後脾家熱乃皮上大熱渴水此候兒

2495

先因傷寒四五日，有熱不退而醫人悮下

冷藥退熱，故脾氣不順，遂至脾寒疾瘧，所

治者下愚災厥，方見本　相夾醒脾厥，有二

方見胃氣不和門中，一與眼即愈，

方見慢脾風門中，

患眼觀證，小兒瘧疾形候，因寒暑不常，小

兒貼着無節，春夏蘊積久不宣泄，至秋後陰

陰陽交冷熱作時，故成瘧病，初發時渾身

壯熱從早至暮即歇，飲水以分日皆被宿

涎潮脾脾不醒，依前再發，此病只因宿疾

在心脾間，須用常山飲子門中　方見本　服之便早喫須吐下黃水，後用勻氣散，不和門中見胃氣方。

第二日依前如此一服，亦用勻氣散第三日水後如此，至第四日常常復之，便不吐。

嬰童寶鑑小兒瘧疾歌。

瘧病是邪成，　陰陽有競爭。

早期風府會，　晏發脊俞停。

至速連朝發，　未逢間有行。

小兒還見吐，　何火問神明。

仙神水鑑小兒百日內患瘧方。

瘧是邪風寒熱攻，宜須術治免成空。

常山刻作人形狀、丁針孩兒生氣宮、

外臺劉氏療小兒瘧方、

右用黃丹半錢匕、以蜜水和與服、若冷
以酒和與服之良、

外臺廣濟又方、

右取轆轤下垢膩刮取、和麵作餅與喫、
以差吐、

外臺州繁療小兒瘧、或自能飲、或不能飲、
每含藥與飲之、常山酒煎方、

常山貳兩　　桂心一兩　　甘草半兩

2498

右三味切，以酒一升，煎取七合，去滓，分

眼，取吐差止。

孫尚藥治大人小兒痎疾。

信砒貳兩別研如粉　寒水石叁兩別
擣為末

右用一生鐵銚子，先鋪石末一半，後堆

砒末在上，又以石末蓋頭，然後取尋盞

蓋之周廻，醋糊紙條子蜜封約十重，以

炭火一斤巳來，安銚子在上，候紙條子

黑，取出置冷地，候冷取開盞子淨，刮取

砒石末一燧入乳鉢內細研，以軟粟米

2499

劈疑發

飯和圓如梧子更別作小圓子一等以
備小兒眼，以飛過辰砂為衣，候乾入甕
令收，每人服時炭火癢日早臘茶清下一
圓，一日內不得食熱物，合時先掃洒一
淨室中合之，不得令婦人貓犬雞鼠等
見，以得時亦如然，若婦人患則男著在
口中，男子患亦然。

陳藏器治大人小兒瘧。

接骨木葉

右小兒眼三葉，大人服七葉，並生搗絞

2500

汁得吐為度，此藥有小毒，不宜多也。服

訖須痢及吐，尤治疾癖。

聖惠治小兒疾癖發無時，牡蠣散方。

牡蠣粉　　常山　　烏梅肉　微
　　　　　　　　　　　　　　炒

人參　去蘆頭　鱉甲　微黃，去裙襴
　各半兩　　　　醋炙

知母　　　川升麻　甘草　剉碎
　　　　　　　　　　　　炙微赤

豉心　　　桃仁　湯浸去皮尖雙仁
　　　　　　　麩炒微黃，各一分

右件藥搗細羅為散，每服以溫酒調下

半錢，日二服，量兒大小以意加減。

聖惠治小兒瘧疾發後煩熱，升麻散方。

川升麻　常山　蜀漆

川大黄判碎　姜麩微炒　黄芩

桂心各一　川芒硝两半

右件藥搗羅為散，每服一錢，以水一小

盞，煎至五分，去滓溫服，以吐利為度量

兒大小，以意加減。

聖惠治小兒瘧疾發歇寒熱，小便赤黄宜

服桃仁散方。

桃仁湯浸去皮尖雙　赤茯苓

鱉甲祖襴各叁分　知母

2502

黄芩 川升麻 各半両 甘草 立分 炙 微 赤剉

右件藥捣麤羅為散，每服一錢，以水一

小盞，煎至五分，去滓溫服，日三四服，量

兒大小，以意加減。

聖惠治小兒瘧疾，壅煩悶，常山散方。

常山 甘草 炙微 赤剉 川大黄 各半

桂心 分一

右件藥捣麤羅為末，每服一錢，以水一

小盞，煎至五分，去滓，未發前溫服，得吐

利為度，如未吐利再服，量兒大小，以意

加减服。

聖惠治小兒瘧疾，骨節間疾涎、發渴寒熱，
宜服松蘿散吐方。

松蘿　　　甘草各叄分　矢微赤剉

常山壹兩

右件藥搗麄羅為散，每服一錢，以水一
小盞，煎至五分，去滓溫服量兒大小，以
意加減以吐為效，不吐更服。

聖惠治小兒瘧疾寒熱發歇不定，黃丹圓
方。

黄丹微炒　人参去頭去蘆　常山

鱉甲裙襴各半兩　塗醋炙令黄去

右件藥擣羅為末煉蜜和圓如菉豆大

每於未發前以冷水下一圓三歲已上

即可三圓

聖惠治小兒癰疾灸效大蒜圓方

獨顆蒜去心　巴豆去皮心各用一枚

右件藥取巴豆內蒜中用濕紙裹煨令

熱擣如膏圓如麻子大每服以醋湯下

一圓以吐利為度更量兒大小加減服

之五月五日，修合更佳。

聖惠治小兒瘧疾常山圓方 嬰孺方名三滿圓。

常山末 壹兩　白蠟 半兩　雞子 壹枚

右件藥敲雞子去黃用清與常山末拌

和令勻炊瓷椀中鎔蠟都拌和以綿幕

椀口坐甑中蒸三遍取出圓如麻子大

每服以粥飲下五圓當吐即差量兒大

小加減服之。

茅先生小兒脾寒匙哭散

常山　　大腹皮　　白茯苓

2506

鱉甲_{醋炙} 甘艸_炙

右等分，鱉甲甘草修事外三味不得見

火為末，每服二錢用水一盞，冬取桃柳

枝各二七寸，同煎五分，臨發時服，暑吐

出涎不妨。

嬰孺治五六七歲兒，時氣兼瘧前胡湯方

前胡　黃芩　升麻_{各肆}

細辛　甘草　芍藥_{分各叁}

大黃　常山_{分各貳}

右以水一升六合為四服，日三服，夜一

眼、

嬰孺治少小瘧疾、有冷熱腹滿、桂心湯方、

桂心　兩　　　常山　貳兩

右以酒三升浸、二炊久、煮一升半、分二服、當吐無苦、已用驗良、張方云、若未能飲、當噢含之、

嬰孺入方、

右用生石上者菖蒲煎浴兒三四次佳、

嬰孫治小兒瘧痹實肉熱頭痛、欲吐常山湯方、

常山　　甘草兩各二　竹葉升叁

右水六升煮及二升六七歲兒為四服

小兒以意加減五服至日出三服得吐

便愈若實多加大黃二兩取快利即飲

食。

嬰孺治少小瘧寒熱往來前後不斷諸醫

治不差者方。

常山銖貳　　甘草銖伍

右以水一升煮至三合先發時服。

嬰孺治小兒瘧諸師治不差者神驗方。

大黃貳兩　　附子炮一兩　龍骨兩叁

右為末蜜圓十歲兒眼小豆大七圓此

至發三眼或不吐下五六歲大豆大七

圓犬人桐子大七圓此至發時三眼二

十一圓都眼竟更平和犬豆羌小人眼

之、

惠眼觀證常山飲子治小兒瘧疾寒熱發

作、

常山不煮半兩　　鱉甲不夂去裙　　甘草炮不

虎膏錢各三

右剉為麄末，日曝乾，搗，羅為末，小兒每服一錢，水七分盞，烏梅一箇，煎至四分，五更初服，須吐下黃涎，後用調氣藥，第二日依前下一服，亦用調氣藥氣藥，如吐盡黃疾，向後服時更不吐也。

張氏家傳瘧丹，以百數不用砒，則用常山，未必取效，甯吐瀉為害，此藥治大人小兒神效，不吐不瀉自然疾愈。

烏頭 不羅 半兩　芸薹子 壹兩 研末各

令如

巴豆 細研

右先研烏頭，次入二藥拌勻，黃蠟一兩

鎔圓如黑豆大，小兒作三圓並用乳香

湯下。

王氏手集，小兒瘧藥常山飲子。

常山　　　　香白芷　　　天南星

右莘分為細末，每服二錢，好酒一盞半

煎至一盞，髪五更空心溫冷任意服忌

雞鴨豬魚，

吉氏家傳治小兒瘧草果子散，

草果子　　　半夏　　　柴胡
　　　　　　　　兩各半

厚朴　甘草　炙　烏梅

棗　各壹　常山　壹兩　分

右為末，眼二錢，水一盞，生薑二片，煎至

七分溫服，或去柴胡加鱉甲。

朱氏家傳，治小兒一切瘧病。

上等臘茶末、硫黃別研

右二物，各頓一處，寒多倍硫黃，熱多倍

臘茶，每眼一錢，用米飲調下，於當發日

五更初眼之，奇聰。

禳禬灸刺法。

2513

千金翼肝瘧令人色蒼蒼然太息其狀若

死，刺足厥陰見血。

心瘧令人心煩甚，欲得清水寒多不甚熱。

刺足少陰，是謂神門。

脾瘧令人病寒，腹中痛，熱則腸中鳴，鳴已

汗出，刺足大陰。

肺瘧令人心寒，甚熱間善驚，如有見者，刺

手太陰陽明。

腎瘧令人悽悽腰脊痛，宛轉大便難，目眴

眴然，手足寒，刺足太陽少陰。

胃瘧令人且病寒善飢而不能食肢滿

大刺足陽明太陰橫脈出血

千金翼黃帝問岐伯曰瘧多方小愈者何

岐伯對曰瘧有十二種黃帝曰瘧鬼字何

可對聞乎岐伯對曰但得瘧字便愈不得

其字百方不愈黃帝曰瘧鬼者十二時願

問之岐伯對曰

寅時發者獄死鬼所為治之以瘧人著窰

上灰大一周不令火滅即差

卯時發者鞭死鬼所為治之用五白衣燒

2515

作灰三指撮，着酒中，魚酒以清水與服之
辰時發者，墮木死鬼所爲治之令瘧人上
木高危處，以辣塞木竒間即差。
己時發者，燒死鬼所爲治之令瘧人坐，師
以周匝燃火即差。
午時發者，饑死鬼所爲治之令瘧人持脂
火炙田中魚人熟，以火燒脂令香，假拾薪
去即差。
未時發者，溺死鬼所爲治之令瘧人臨發
時三渡東流水即差。

申時發者，自刺死鬼所為治之，令瘡人欲

發時，以刀刺塚上，使得姓字，視曰，若差，我

與汝拔却，即差。

酉時發者，奴婢死鬼所為治之，令瘡人碓

梢上、棒上臥，莫令人道姓字立差。

戌時發者，自縊鬼所為治之，令瘡人欲

手脚腰頭，即差。

亥時發者，盜死鬼所為治之，以刀子一口，

箭一隻，灰一筒，刀安瘡人腹上，其箭橫着

底下，即差，

子時發者寡婦死鬼所為治之令瘧人脫
衣東廂牀上左手持刀右手持杖杖令聲
不絕兀盆盛水著路邊即差

丑時發者斬死鬼所為治之令瘧人當戶
前臥頭東向血流頭下即差

千金翼灸法瘧醫並不能救者以繩量病
人脚圍繞足跟及五指一匝訖截斷繩取
所量得繩置項上著灸向背上當繩頭處
中脊骨上灸三十壯即定候看後惡寒再
灸三十壯即定比至過發一炊久候之雖

飢勿與食盡日、此法神驗、男左女右、

外臺甲乙經灸法、譩譆在肩膊內廉挾第

六椎下兩傍各三寸、以手按之、痛病者言

譩譆、足太陽脈氣所發、灸五壯、主涙疤寧

暴脈急引脇而痛、內引心肺、從項至脊以

下至十二椎、應手灸之、立已、熱病汗不出、

肩背寒熱痊、五引身熱、欲逆上氣、虛喘喘

逆鼽衄、肩甲內廉痛、不可俛仰、耶李脇引

少腹而脹痛、小兒食晦、頭痛引頋睂瘧風

嬰童寶鑑、灸法、小兒瘰子、灸大指次指外、

瘧疾熱而後寒第十

巢氏病源溫瘧候．夫溫瘧與寒瘧安舍．溫瘧者得之冬中於風寒．寒氣藏於骨髓之中至春則陽氣大發．邪氣不能出．因遇大暑腦髓爍脈肉消釋．腠理發泄．因有所用力邪氣與汗皆出．此病藏於腎．其氣先從內出之於外．如此則陰虛而陽盛則病衰氣復反入入則陽虛．陽虛則寒矣．故先熱而後寒．名曰溫瘧瘧先寒而後熱．此由夏傷於暑汗大出．腠理開發．因遇夏氣悽滄

之水寒，寒之藏於腠理，皮膚之中，秋氣傷

於風則病盛矣。夫寒者陰氣也，風者陽氣

也。先傷於寒而後傷於風，故先寒而後熱

先傷於風而後傷於寒，故先熱而後寒，亦

以時作，名曰溫瘧。夫病瘧六七日，但見熱

者溫瘧也。

千金常山湯，治小兒溫瘧方。

　常山切壹兩　小麥三合

　淡竹葉切壹升外用壹握

右三味以水一升半煮取五合，一日至

七日儿一合为三服八日至十五日儿

一合半为三服十六日至二十日儿三

合为三服四十日至六十日儿六合为

三服六十日至百日儿一服二合半百

日至二百日儿一服三合外臺方同但

云一歳至七八歳儿增药水並以此为

率

千金又方

右用鹿角末先炙時便服一錢匕

千金又方

右用鱉甲灰以酒服一錢匕至時發服

三匕并以火灸身

千金又方

右燒雞肶胵中黃皮末和乳與服男雄

女雌

千金灸法小兒温瘧灸氣下一指三壯

瘧疾寒而後熱第十一 元本作瘧

巢氏病源疫瘧候夫疫瘧者夏傷於暑也

其病秋則寒甚冬則寒輕春則惡風夏則

多汗然其蓄作有時以瘧之始發先起於

2523

毫毛伸欠乃作寒慄鼓頷腰脊痛寒去則
外内皆熱頭痛而渴欲飲何氣使然此陰
陽上下交爭虛實更作陰陽相移也陽并
於陰則陰實陽虛陽明虛則寒慄鼓頷巨
陽虛則腰背頭項痛三陽俱虛陰氣勝勝
則骨寒而痛寒生於内故中外皆寒陽盛
則外熱陰虛則内熱内外皆熱則喘而渴
故飲此得之夏傷於暑熱氣盛藏之於皮
膚之内腸胃之外此榮氣之所舍此令汗
出空踈腠理開因得秋風汗出過風乃得

之又以浴水，氣舍於皮膚之内，衛氣并居，

衛氣者，晝日行陽，此氣得陽如出，得陰如

内薄，是以日作其間日而作者，謂其氣之

舍深，内薄於陰，陽氣獨發，陰邪内著，陰與

陽爭不得出，是以間日而作。

千金常山圓治大人小兒痎瘧，說不可其

方。

　常山　　　知母　　　甘草炙

　大黃分各叅　麻黃壹兩去根節

右五味末之，蜜和，圓如梧子大，五圓

2525

。兒黍米大三圓、熟水下、漸加至五圓、

差為度。與下寒門中洽人書祛邪。圓方味數同而分兩不同。

千金治大人小兒肺熱痰聚胷中、未去不

定、轉為癰、其狀令人心寒、寒甚則發熱、熱

間則善驚、如有所見者、常山湯方。

常山 叄兩　　秫米 叄伯貳　甘草 半兩

右三味咬咀、每服三指撮、水一盞、煎至

五合、發時連服三服。一法、前件藥水七

升、煮取三升、分三服、至發時、令三服盡、

兒小者服一合兩合。

活人書治瘧疾先寒後熱，嗽治支結。

柴胡捌兩　人參炙　半夏浸洗次切

黃芩　　　桂各三兩去史巳上

右剉如麻豆大，每服抄五錢七，水一盞

半薑七片，棗二箇煎至八分，去滓取六

分清汁溫服，日三夜二，若渴去半夏加

人參荔藘根同煎服之，

瘧疾寒熱更作第十二

巢氏病源往來寒熱瘧候，此由寒氣并於

陰則發寒風氣并於陽則發熱陰陽二氣，

更實更虛，故寒熱更往來也。

全生指迷論曰，若其人翁翁如熱，淅淅如寒，無有時度，支節如解，手足酸疼，頭目昏暈，此由榮衛虛弱，外為風邪相乘，搏於陽則發熱搏於陰則發寒，又不治成勞氣，宜荆芥散，方在後。

○全生指迷論又曰，若寒熱如瘧，不以時度，膈滿膨脝，起則頭暈，大便不通，或時腹痛，胷膈痞悶，此由宿穀停留不化，結於腸間，氣道不舒，陰陽交乱，宜㕮急圓，方在後。

2528

全生指迷荆芥散、

荆芥穗　　　　　人参　　　　　白术

当归切洗　　　　黄耆　　　　　芍药

桂壹两去皮各　　柴胡贰两去苗　甘草两灸半

右为麄末，每服五钱，水二盏，煎至一盏，
去滓温服。

○全生指迷备急圆、

大黄湿纸煨　　巴豆去皮心　　乾薑去皮等分

去油

右为细末，錬蜜和，圆如豌豆大，每服一
圆，米饮，下，羸人服一圆，如菉豆大，以便快利为度。

瘅疾热而不寒第十三

巢氏病源：夫病瘅六七日，但见热者温瘅

矣。温瘅方，见先。又有瘅瘧候：夫瘅瘧者肺

素有热，气盛於身厥逆上下中氣實而不

外泄，因有所用刀，腠理開，氣寒舍於皮膚

之內，分肉之間而發發則陽氣盛，氣盛而

不衰則病矣。其氣不及之陰故但熱不寒，

寒氣內藏於心，而外舍於分肉之間，令人

消鑠脫肉，故命曰瘅瘧。其狀但熱不寒，陰

氣先絕陽氣獨發則少氣煩宛手足熱而嘔也。

聖惠治大人小兒癉瘧但熱不寒嘔逆不下食宜服香豉飲子方。

香豉半合　葱白切柴莖　常山

檳榔分各叁　川升麻壹兩　知母

生地黄切　鱉甲欄用各壹兩半塗醋炙令黄去裙

右件藥剉碎都以水二大盞半煎至一盞半去滓不計時候分為三服一日服盡小兒服一合。

聖惠又方

常山　甘草生　地骨灰各壹分

生鐵一斤打碎如巷子大

右件藥細剉都以水二大盞於星月下

浸一夜橫刀一口安在藥上早晨煎取

一盞去滓空腹分為二服重者不過兩

剉差小兒服一合

聖惠治大人小兒瘴瘧發作不定但熱不

寒宜寒服此方

常山　桃仁湯浸去皮尖雙仁麩炒微黃

黄丹　妙令紫色
各壹兩

右件藥搗羅為末，鍊蜜和，圓如梧子大，

每至發日，空心煎桃仁湯下十圓，於發

時再一服，小兒粟米
大五圓。

香豉　妙乾
各合

治小兒痰熱發瘧，知母散方。

知母
　　鱉甲　塗醋炙令黄去裙襴各一兩

牡蠣粉
　　常山　兩

右件藥搗細羅為散，每服以粥飲調下

半錢，日二服，量兒大小以意加減。

治小兒瘧疾煩熱，牛黄圓方。

牛黃

杏仁　湯浸去皮尖雙仁、麩炒微黃各壹分

右件藥同研如膏，鍊蜜和圓如麻子大

每服以溫水下三圓，日三服。量兒大小

加減服。

殿漢知母丹　治小兒發熱瘭甚者。

知母　微炒

鱉甲　酥炙去裙襴　川大黃　細剉微炒

赤茯苓

朱砂　各壹兩、細研水飛

川芒硝　川升麻　各半兩　龍腦　壹錢研

右件同拌勻，鍊蜜和圓如黍米大，每服

五粒至七粒，生薑湯下，大便利下即愈。

2534

量大小加減、

治人書治瘧疾但熱不寒者、

知母六兩

桂三兩去皮秤　粳米二合　甘草二兩炙　石膏一斤

右剉如麻豆大、每眼五錢、水一盞半、煎

取八分、去滓眼、

瘧疾寒而不熱第十四

巢氏病源寒瘧候、此由陰陽相并、陽虛則

陰勝、陰勝則寒寒發於內、而并於外、所以

內外俱寒、故病發但戰慄而鼓頷頤也、

全生指迷論、大人小兒瘧疾、若寒從背起、

冷大如手、不甚戰慄、似欲發熱而汗出、或

即頭痛嘔吐、時作、其脈遲小、此由脾胃素

弱、陰氣寒而收聚水穀、不能尅化、變而成

痰、伏痰在內、陰上乘陽、陽為陰所乘、所以

作寒、逼而成汗、宜愎旋覆花圓半硫圓、二方

見本
門

聖惠治大人小兒、寒瘧不止、雄黃圓方

雄黃　　　硫黃 生　　　朱砂

桂心 末　　　乾薑 生用

巴豆 去皮心、以水二升、煮水盡
去油、研如麵，各一分

麝香 两半

阿魏 半分

右件藥相阿研令勻細，以醋煮麵糊為

圓如梧桐子大未餕前以綿子裹一圓，

安在兩耳中及男左女右，以綿帛繫一

粒扵臂上，一粒可治七人。

聖惠治大人小兒寒瘧手足鼓頤心寒面

青，宜用此方。

朱砂 研細　　虎頭膏　　猢猻頭膏

砒霜　　　天灵蓋　　阿魏

安息香 已上各半兩

右件藥生搗、羅為末、入朱砂研勻、於端
午日午時、用白團和、圓如菉豆大、男左
女右、手把一圓定後、用緋絹袋子盛繫、
於中指上、若登溷即蹔却、一圓可治七
人、

聖惠又方

獨顆蒜 顆壹　黃丹 兩半

右件藥相和、五月五日午時同搗一千
杵、圓如黑豆大、候發時以溫茶下二圓、

小儿粟米大一圆。

聖惠治大人小儿寒瘧，陽虚陰盛，内外俱
寒，四肢頤掉常山圆方。

常山 半两

臭黄

雌黄 研

猢猻頭骨

天灵蓋

虎頭骨

安息香

朱砂

野狸頭骨

砒霜

乳香

阿魏

白茨子 分各一菉豆

右件藥並生用搗羅為末，用軟飯和搗
三二百杵，圓如梧桐子大，修合之時，勿

2539

令孝子女人知，五月五日午時合為妙，

如緩急，即不揀日辰合，未發時以絳囊

盛於中指上繫一圓，男左女右，三日如

不住，以熟水服一圓，即效，有娠婦人，及

小兒不得服，只得帶忌食熱物，

殺濕烏梅丹方，治小兒發寒熱甚者，

烏梅肉 炒乾 一兩　母丁香　　乾漆 微炒

當歸　　桂心 為細末次入麝

合半兩已上搗羅

麝香 研細 一分

右件拌勻，鍊蜜和，圓如黍米大，每服十

2540

粃粥飲下，量兒大小加減。

全生指迷旋覆花圓。

旋覆花
人參 各伍分
白术 各六分
烏頭 炮去皮
細辛 去苗

桂心
乾薑
茯苓
礜石 大蝦一伏時 各捌分

枳實 炒麩
芍藥 炒
黃芩
狼毒
大黃 濕紙裹煨
黃芩

葶藶 炒
厚朴 汁炙去皮薑
橘皮 洗各四分
吳茱萸 炒
甘遂 炒三分

羌花 炒

右為細末，煉蜜和，圓如梧子大，米飲下

2541

三圓，未知加至七圓，小儿黄米大二圓，

全生指迷半硫圓，

半夏 洗七遍 硫黄 研麗 叁两 湯 二两

右為末，生薑汁煮麵糊圓如桐子大，每

服三十圓，米飲下，不計時候，小儿黍米

大三五圓，

全生指迷論曰，寒熱之病，或寒已而熱，或

瘧疾熱多於寒第拾伍

熱已而寒若寒熱戰慄頭痛如破身体拘

急數欠，渴欲飲冷，或先寒而後熱，或先熱

而後寒或晬時而發或間日而作至其時
便發發已即如常此謂之瘧瘧脉自弦弦
數多熱弦遲多寒此皆得之於冬中風寒
之氣藏於骨髓之中至春陽氣大發邪氣
不能自出因過大暑而後暍邪氣相合而
發熱多者宜解之與常山湯蘇飄湯後方在

全生指迷常山湯

常山　　　知母　　　甘草炙各三兩

麻黄一兩去節

右為麁散每服五錢水二盞煎至一盞

2543

去滓温服，以糜粥一盂助取汗為度。

全生指迷葳蕤湯

葳蕤根 四兩　柴胡 去苗　人參

黄芩　　　甘草 炙各三兩

右為麄末，每服五錢，水二盞，生薑三片，
棗一箇擘破，煎至一盞，去滓温服。

全生指迷論曰，寒熱之病，或寒已而熱，或熱

瘧疾寒多於熱第十六

已而寒，若寒戰慄頭痛，身體拘急，

數欠渇欲飲冷，或先寒而後熱，或先熱而

2544

而後寒，或晬時而發，或間日而作，至其時

便發發已即如常，此謂之瘧瘧脈自弦弦

數多熱弦遲多寒，此皆得之於冬中風寒

之氣寒氣藏於骨髓之中，至春陽氣大發

邪氣不得自出因過大暑，而後與邪氣相

合而發寒多者宜溫之與薑桂湯 方在後

全生指迷薑桂湯方

乾薑 去皮取　　牡蠣 通赤火煆　　甘草 一兩灸各

桂 心三兩灸　　柴胡 去苗八兩　　蘞蘞根 兩

黃芩 二兩盡用三兩

右为麄末，每服五钱，水二盏，煎至一盏，

去滓温服，不计时候。

活人书治瘧疾脉浮大寒热往来，用此吐

之，衢州书云，瘧寒多热少者，疾多也，然寒

多热少而脉浮，则疾无疑矣，可吐之也，若

脉进微者，恶寒瘧耳，宜柴胡桂薑也，祛邪

圆方。

麻黄 四两，去节，阳池 一二沸，焙乾秤。 常山

甘草 炙 大黄 知母 各三 两

右捣罗为末，炼蜜为圆如梧子大，每服

十五圓面東清淨水吞下，與寒而後熱、山圓、味數同門中千金常而分兩不同。

瘧疾寒熱相等第十七

全生指迷論曰、寒熱之病、或寒已而熱、或熱已而寒、若寒熱戰慄、頭痛如破、身体拘急數欠、渴欲飲冷、或先寒而後熱、或先熱而後寒、或睟時而發、或間日而作、至其時便發已即如常、此謂之瘧瘧脉自弦弦數多熱、弦遲多寒、此皆得之於冬中風寒之氣寒、氣藏於骨髓之中、至春陽氣大發邪

2547

氣不能自出，因遇大暑而後興邪氣相合
而發寒熱等者，宜調之於鼈甲湯，方在本門中

聖惠治小兒瘧疾發歇寒熱，休顫，黃丹圓

方、

黃丹 炒微　　　　常山 末各半兩
虎睛 一隻酒浸 灸令黃

右件藥同研令細，鍊蜜和圓如梧桐子
大，每末發前以溫水下三圓、五歲已下
可服一圓、

聖惠治小兒瘧疾發時，壯熱增寒，面色青

2548

黃飲食不下，常山圓方

常山 灸微赤剉　　川大黃 剉碎微炒　　麝香 半錢細碎

右件藥擣羅為末，研入麝香令勻鍊蜜
為圓，如梧桐子大，每臨發前以暖水下
二圓，三歲已下，即服一圓。

聖惠又方

右地蚖皮灰，細研為散，於未發前，以
冷水調下一字，二歲已上，即服半錢。

聖惠又方，方同瘧疾，熱而後寒門中千金
方，与瘧疾熱而後寒門中千金方同，兩瘧皆可用，故累存之。

右用鳖甲一两燒灰細研為散，於末麫

前以溫酒調下半錢，三歲巳下，即服一

字。

銀澳治瘧疾，桃仁湯方

桃仁<small>湯浸去皮尖并雙仁，麸炒黃，</small>

鳖甲<small>酥炙微黃，去</small>

<small>祇襴各一兩、</small>

黃芩　　赤茯苓　　桂心

川升麻<small>兩各半</small>

右件搗為麁散，每服一錢，水一小盞，煎

至五分，去滓溫服，量兒大小加減。

全生指迷鳖甲湯、

2550

鳖甲汤浸刮令净醋炙 常山 桂去 白术 柴胡去苗各一两

牡蛎半两火煅赤

右为末散每服五钱水二盏煎至一盏

去滓温服

瘴疟第十八

巢氏病源大人小儿山瘴疟候此病生于岭南带山瘴之气其状发寒热休作有时皆由挟溪源岭瘴毒气故也其病重于伤暑之疟

圣惠治小儿热瘴气为瘫犀角散方

犀角屑　甘草炙微剉　川大黄剉碎微炒

知母各半两　鳖甲微黄去裙襴炙令

柴胡　常山各三分

右件药捣罗为散每服一钱以水一

小盏煎至五分去滓温服日三四服量

儿大小以意加减

千金大五补汤治大人小儿时行后变成

瘴疟方

桂心铢三十　远志　桔梗

2552

芎藭〔各二兩〕　人參　茯苓　芍藥

當歸　白术　乾地黄

竹葉〔五兩〕　黄耆　甘草〔各三兩〕

半夏〔一升〕　生薑〔各一大〕

麥門冬〔各一升〕　大棗〔二十枚〕

生枸杞根

右十八味㕮咀，以水三斗，煮竹葉、枸杞，取二斗，内諸藥，煎取六升，分六服，一日一夜令盡之。小兒量小大加減，以一合、二合漸服，至一升止。

千金治大人小兒乍寒乍熱、乍有乍無，山

瘴瘧鱉鯉湯方。

鱉鯉甲十四鱉甲

常山三枚　　附子一枚炮裂去皮臍　　烏賊骨各一兩

右五味㕮咀、以酒三升漬一夕、發前稍

稍啜之、勿絶吐也、兼以塗身、斷食、過時

乃可食飲、小兒量與之、恐大吐即不能

無損也。

久瘧苐十九

巢氏病源、大人小兒久瘧候夫瘧皆由傷

暑及傷風所為熱盛之時發汗吐下过度

腑藏空虛，榮衞傷損，邪氣伏藏，所以引日
不差，仍休作也。夫瘧歲歲發，至三歲發，連
日發不解，脇下有痞，治之不得攻其痞，但
得虛其津液，先其時發其汗眼，易先小寒，
寒者引衣自溫，覆汗出，小便自吲利即愈
也。

仙人水鑑，小兒患瘧，經年不差者，宜服此
方，

　水蛭　　　狗䖟各一　　　阿魏許各少　　　雄黄

右同研細，以馬汗為膏，塗於手中心，並差。

狗膽亦與水蛭同用，恐是蜚蟲。

外臺救急療瘡連綿積日不差，常山散方。

常山　　　羚羊角焦令　黃芩二兩

烏梅肉炙令燥各三兩　甘草半兩炙

右五味擣為散，以竹葉煮飲，取六七合飲，及再用調常山散三方寸匕，未發前一眼，若差停不差，臨欲發又進二方寸匕，羌小以意量之。忌海藻菘菜生蔥生

2556

菜、

聖惠小兒癖累發不定、砒霜圓方。

砒霜細研　醋熬三遍　朱砂細研各相思
子

巴豆去皮心研紙裹　油各七枚

阿魏麵煮為度　半錢麵裹煨

右件藥搗羅為末、入研了藥、令勻、鍊蜜
和、圓如黍米大、每炭末發前以呤水下
一圓、每一歲加一圓、

聖惠治小兒久癖不斷、肓脇下痞堅、蜀漆
圓方。

常山一錢

每丁香四枚

2557

蜀漆

杏仁 湯浸去皮尖雙仁、麸炒微黄、

黄連 湏去

桂心

川芒硝

甜草蘆 隔紙炒令紫色各一分

川大黄 剉碎微炒各半兩

右件藥擣羅為末、鍊蜜和、圓如麻子大

每服以粥飲下五圓、日三服、量兒大小

以意加減、

聖惠治瘰久不差、神效方、

鼈甲 去裙襴各一枚

蜘蛛脚研如膏 五枚大者去 莖醋炙令黄取

蝙蝠微焦 半兩炙令

麝香 細研

地蚝皮壹條全者燒灰

右件藥搗羅為末，入研了藥令勻，於五月五日午時以蜘蛛膏入鍊了蜜同和如麻子大，每服空心以溫酒下五圓，小兒以茶下二圓。

嬰孺治小兒姑瘲積寒熱久經困常山湯方。

常山　　甘草炙　　前胡各六

大黃分米下　　分　　分

右以水七升，煮三升三合，後令冷八九

岁儿第一服六合，第二服七合，第三服
八合，四岁初服三合，中四合，後五合。危
篤者差增至發時三服畢

嬰孺治少小久瘧不斷胷脇下有堅癖，蜀
漆圓方，

蜀漆 炒　　　黄連　　桂心 分 各三

杏仁　　　萆蘆 炒各
　　　　　　　　六分

右為末蜜圓六岁兒服小豆大四圓，十
岁梧桐子大三圓，日進三服，得快利為
度，卽飲食將息

嬰孺治小兒患癖瘧，發無時，服三稜飲子，後宜服牡蠣散。

牡蠣　　　　　　　知母　　　　　常山

烏梅肉炒　　　人參各三　　鱉甲炙四分　鹽豉各三

升麻　　　　　甘草炙

桃仁貳拾一箇去火尖別研

右為末，空心酒下一錢，日再服，不吐利。

嬰孺又方，三稜飲子。

三稜根　　　　鱉甲　　　　　大黃分各三

右以水八合，煮二合半為三服，乳母忌

2561

莄菜油腻、

張渙萬金丹、治小兒疾盛挾積寒熱往來

瘧疾久不差、

阿魏 麵裹煨火煨

真砒霜 醋半盞煨火熬醋盡為度各一錢

巴豆 去心膜紙裹壓出油各七枚巳上並各細研 朱砂 一分 丁香 二七箇各擣

木香 兩各半 相思子 羅為細末

右件、都一處研細、鍊蜜和、圓如黍米大、

每於未發前、新水下一粒至二粒、每一

歲加一粒、十歲至十四歲止十粒、

活人書治大人小兒久瘧不愈，結為癥瘕，

寒熱。

蜣蜋 灸　陸

鼠婦 炒　分

桂肉 皮去

芍藥 炒

葶藶 炒

桃仁 去皮尖雙仁　炒各二分

半夏 湯洗　各一分

鱉甲 灸　分

烏扇 燒性存

乾薑 炮

厚朴 灸

牡丹皮

石韋 去毛

阿膠 炒　各二

赤硝 十分

黃芩

大黃

菵䕡 炒　分各三

蟅蟲 五分

瞿麥 各四

人參

蜂窠 分各四　六兩炒

柴胡 去苗

2563

右擣羅為末，鍜竈下灰一斗、青酒一斗

五升，浸灰，候酒盡一半，着鼈甲於中煮

令泛爛如膠漆，絞取汁，內諸藥煎成為

圓如梧桐子大，空心服七圓，日三服。有

一方無鼠婦、赤硝，加海藻三分，大戟一

分。小兒眼粟米大，日二

疔惠灸法小兒瘰久不愈者灸足大指次

指外間陷者中，谷一壯，炷如小麥大，內庭

穴也。

瘰後引飲第二十

《巢氏病源》：小兒瘧後內熱渴引飲候。瘧病者，是夏傷於暑熱客皮膚，至秋復為風邪所折，陰陽交爭，故發寒熱成瘧。凡瘧發歇，解則汗，汗則津液減耗，又熱成於藏，藏虛燥，其瘧差之後，臍藏未和，津液未復，故內猶熱渴而引飲也。若引飲不止，小便澀者，則變成癖也。

《嬰童寶鑑》：小兒瘧後渴，并有塊敬，瘧差因何渴，皆由藏腑虛。熱存有飲水，結塊腹中居。

圣惠治小儿癀发作不定，多渴心烦，乌梅散方。

乌梅肉 微炒 半两　常山 一两　甘草 微赤剉 三分矣

右件药捣麤罗为两散，每服一钱，以水小盏，入淡竹叶七片，小麦三十粒，同煎至五分，去滓温服，量儿大小加减典服。

圣惠治小儿七八岁患癀发歇寒热心烦，或渴乾漆散方。

乾漆 捣碎炒令烟出 川大黄 剉碎微炒 各乙分　常山 半两　石膏 研 一两　甘草 微赤剉

右件藥搗羅為散，每服一錢，以水一

小盞，入小麥三十粒，煎至五分，去滓放

温，發前服之，量兒大小以意加減

癰後脇內結硬第二十一

巢氏病源：小兒癰後脇內結硬候，癰是夏

傷於暑熱，客於皮膚主秋後為風邪所折

陰陽交爭故發寒熱，其病正發寒熱交爭

之時熱氣乘藏藏則燥而渴，渴而引飲，飲

停成癖，結於脇下故差之後脇內結硬也

葛氏肘後治小兒六七歲心腹堅痞，時々

寒熱如瘧眼服紫圓六十日吐下疹仍堅以

雞子湯一劑去惡物數升遂愈用之神效

甘遂銖七　　甘草炙　黃芩錢各五

右用水二升半雞子一枚少扣開出白

投水中熟攪吹出去澤內藥煮取一升

隨小兒大小計可得下合數與之藥無

毒下疹々未盡更合若堅實多者加黃

苓細辛各一兩犬效

嬰孺治小兒瘧延時不斷々々已復發脇下

有癖堅如手者方

芫花妙　朱砂各二分

右為末蜜圓、二百日兒黍米大二圓、日

二、不知稍加之

嬰孺治少小瘰有癊堅滿癖疾、除熱下氣、

知母圓方、

知母　甘草炙　常山各一兩

麻黃去節二兩

右為末、用蜜和圓如小豆大、一服五圓、

日進三服、此至欬發、三服單非發日亦

可服、若加大黃一兩、能治骨間熱、臥不

瘥後頭面浮腫第二十二

聖惠治小兒瘥後肚脹、煮頭面浮腫、宜
服防葵散方、

防葵　　柴胡去苗　　川大黃微炒剉碎

桑根白皮剉　各用半兩　嬰　甘草微赤剉
各用一分

右件藥搗麁羅為散、每服一錢、以水一
小盞、煎至五分、去滓、溫服、日三服、量兒
大小加減服之、嬰孩方云、忌莧菜油膩
生冷黏滑物、乳母同忌、

幼幼新書卷第十七

2570